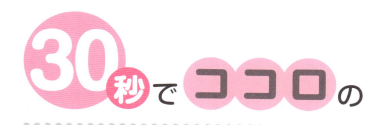

30秒でココロのストレスチェックができ自律神経が整う本

JN221046

小林弘幸 監修　COCOLOLO 著

ココロが疲れているみなさん、
ようこそ!!

最近、**ココロが疲れていませんか？**

朝、**起きると憂鬱**になることありませんか？

誰でも辛いことや悲しいことがあれば、

ココロが傷つき、不安になったり、落ち込んだりします。

でも、ずっとずっと**ココロが土砂降りのまま**

だったら・・・？

いつかはきっと、ココロもカラダも冷えきって、
その場から動けなくなってしまうかも。

でも、気づいて欲しいのです。

どんなに嵐でも、大雪でも、雷のなっている日でも
その重く暗い雲の上には、**いつでもピカピカの青空が**
輝いていることを！

そう、人のココロも空と同じ。
ココロの天気を知ることで、
本来の青空を取り戻す
術を身につければいいのです。

ではさっそく、本書の使い方についてご説明しましょう。

本書は、たった30秒、スマートフォンのカメラに指をかざすだけで、ストレスをチェックできるアプリ「ココロ炉」と連動することで以下の3つの効果が得られます。

1、いつでもどこでも自律神経のバランスをチェックできる。

2、自分の自律神経のタイプに合わせたアドバイスがもらえる。

3、毎日続けることで、理想的な自律神経のバランスが整う。

朝・昼・夕・就寝前に毎日チェックすることで

自分が「交感神経が優位なタイプ」なのか
「副交感神経が優位なタイプ」なのか、
または「ストレスの強さや、天気、時間帯で
自律神経が乱れやすいタイプ」なのか、
把握できるようになります。

自分の自律神経の傾向がわかれば、
乱れたときに素早くフォローできます。
さらには、自律神経の乱れを予防することにもつながるのです。
これこそが、本当の意味での
「ストレスマネジメント」といえるでしょう。

本書を読むと……

← 40の質問に答えて自律神経のバランスをチェック

← 今のキモチを8つのタイプから判定

8つのタイプ別アドバイスで自律神経のバランスを整える

←

自分にぴったりの癒しの音楽を聞いてココロとカラダをリラックス

←

理想的な自律神経のバランスをゲット！

まさに、いいことづくめ、ですね。

ではさっそく、「ココロが晴れる魔法」を実際に手に入れることにしましょう！

目次

序章

まずは、自律神経の状態を
把握することが大切
ストレス・リラックスのバランスを
「見える化」してみよう

自律神経を整えるために

２０１５年12月、厚生労働省による従業員が50人以上の会社には定期的なストレスチェックが義務化となりました。

この背景には、日本でのうつ病発症者が５００万人を超えるという現実があります。まず日頃から「ストレスマネジメント」をして、うつ病を予防する重要性が叫ばれるようになったためです。

多くの社会人は多かれ少なかれストレスを抱えて生活をしています。

多少のストレスは何か行動を起こす際のエネルギーにもなりますが、過度のストレスが長期的に続く環境と、メンタル不全を起こしてしまいます。

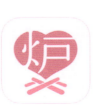

このように我々現代人は、つねにストレスにさらされながら生活していると言っていいでしょう。

そんなストレス社会の中で救世主のように誕生したのが、『聞くだけで自律神経が整うCDブック』（アスコム）などベストセラーも多数出版している順天堂大学医学部教授、小林弘幸先生がおすすめしているスマホアプリ「ココロ炉」です。

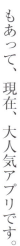

このアプリが画期的なのは、スマホのカメラに**約30秒間、指をかざすだけで、今の自分の「ストレス・リラックスのバランス」をチェックできる**点です。

テレビなどで話題になってからあっという間に累計ダウンロード75万突破。年齢問わず、測定する時間や場所を問わずにできる気軽さもあって、現在、大人気アプリです。

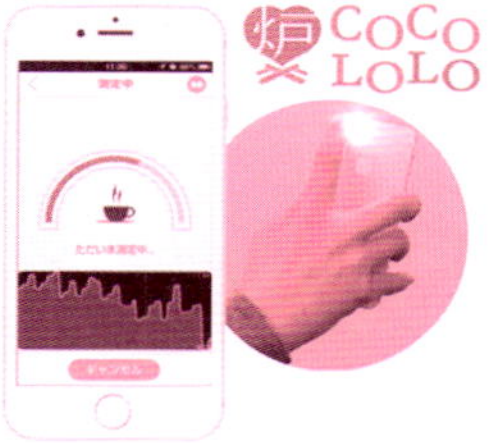

アプリ「ココロ炉」は自分のキモチが見える！

ストレスチェックが義務付けられることになった背景に、人間はストレス過多の状態が続くと自律神経も変調をきたし、心身に様々なトラブルが発生することがわかってきたためです。

自律神経の状態を把握することが、健康管理にとって重要な課題となったため、ここ数年、自律神経を測定する専用端末が開発されてきました。

そこで皆さんがお持ちのスマートフォンのカメラのレンズに指先を約30秒当てることで、簡単にストレスチェックできるシステムが完成することになったのです。

また測定方法ですが、人間は呼吸をするたびに、血液中にあるへモグロビンという成分が増減し、我々が認識できないほど小さなレベルで皮膚の色は変化しています。

その皮膚の色の変化から心拍のゆらぎを算出し、周波数解析という手法を用いることで、約30秒でストレスやリラックスの度合を測定することが可能であるということを、学術研究として論文発表しました。

そこでスマートフォンのカメラのレンズ部分に指を押しあて、約30秒間、血液の輝度変化から心拍のゆらぎを検出し、ストレス・リラックスの状態を測定。今の自分のストレスやキモチを簡単に見えるようにしました。

さらに、本アプリのスマホカメラでの測定精度が、専用センサと比較して、80％以上の高い相関を実現していることを、神戸大学システム情報学研究科と順天堂大学医学部との共同研究成果として発表しました。

アプリを開発後は、現在までに400万件以上のビッグデータを基に、タイプ別アドバイスやオススメの音楽、本などを随時更新。

医学的根拠と多くの実証データによって、アプリの信頼性はより確かなものになっています。

また「ココロ炉」は、自分の気持ちが今どのような状態なのかを確認し、8つのココロのタイプを判別。

落ち着いているのか、ストレスを感じているのかによって、良い状態にならばさらに良く、悪い状態ならば回復できるようにアドバイスもしてくれます。

たとえば、ストレスがたまってイライラしている状態ならば、「癒しの音楽」や、ストレスに効くアロマや本を紹介しています。

また、ストレスで心身のエネルギーが落ちている場合には身体全体のエネルギーを上げるヨガやツボマッサージをアドバイスしています。

これまでもストレスチェックはありましたが、紙上で行うチェックリストだと、毎日行うのが難しく、その人のストレスパターンを継続的に把握するのが難しい状況でした。

でも「ココロ炉」アプリなら、朝昼夕、就寝前と生活のパターンに合わせてチェックすることができる上、その計ったデータを毎日

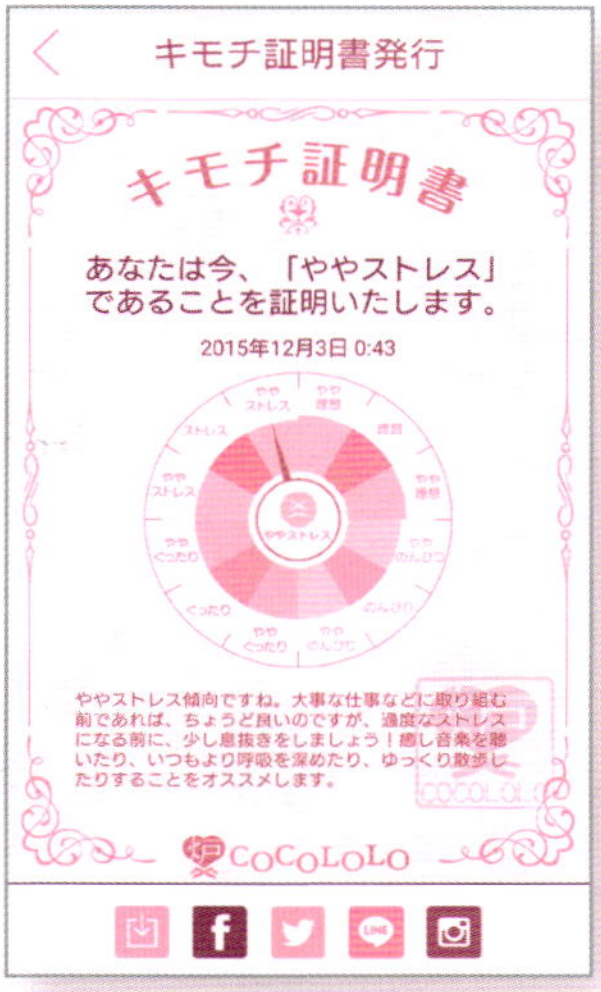
キモチ証明書発行
キモチ証明書
あなたは今、「ややストレス」であることを証明いたします。
2015年12月3日 0:43
ややストレス傾向ですね。大事な仕事などに取り組む前であれば、ちょうど良いのですが、過度なストレスになる前に、少し息抜きをしましょう！癒し音楽を聴いたり、いつもより呼吸を深めたり、ゆっくり散歩したりすることをオススメします。
COCOLOLO

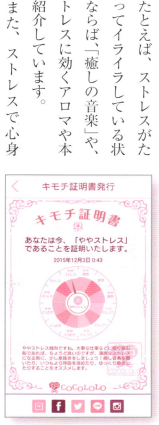

アプリ内で保管することができます。

毎日続けることにより、その人の自律神経のパターンをカレンダー上で把握することができます。

個人個人で、季節や気温、天気、女性の場合はホルモンバランスとストレスの影響や自律神経の乱れの関連性も予測していくこともできるようになります。

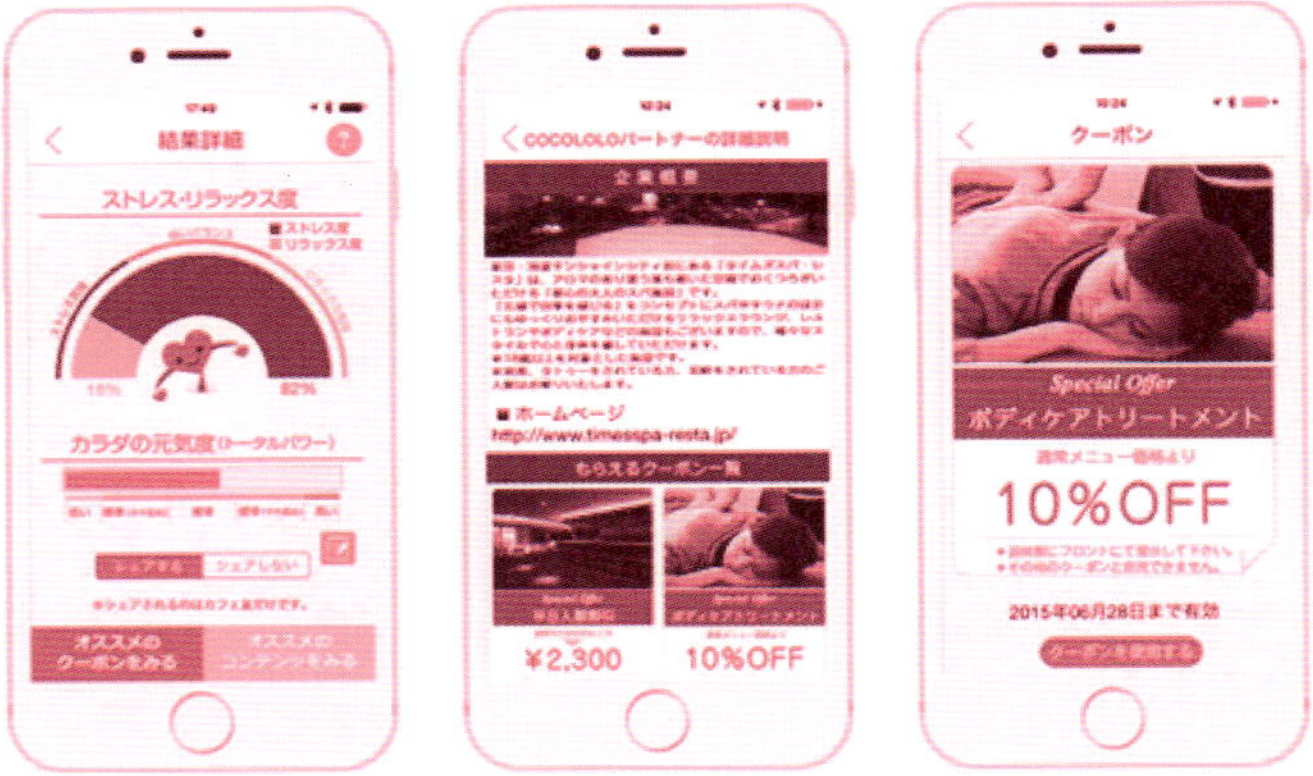

「ココロ炉」を使うと、こんな結果が出ます

では実際に「ココロ炉」を活用している人たちの声を紹介しましょう。（「ココロ炉」のサイト「利用者の声」より抜粋）

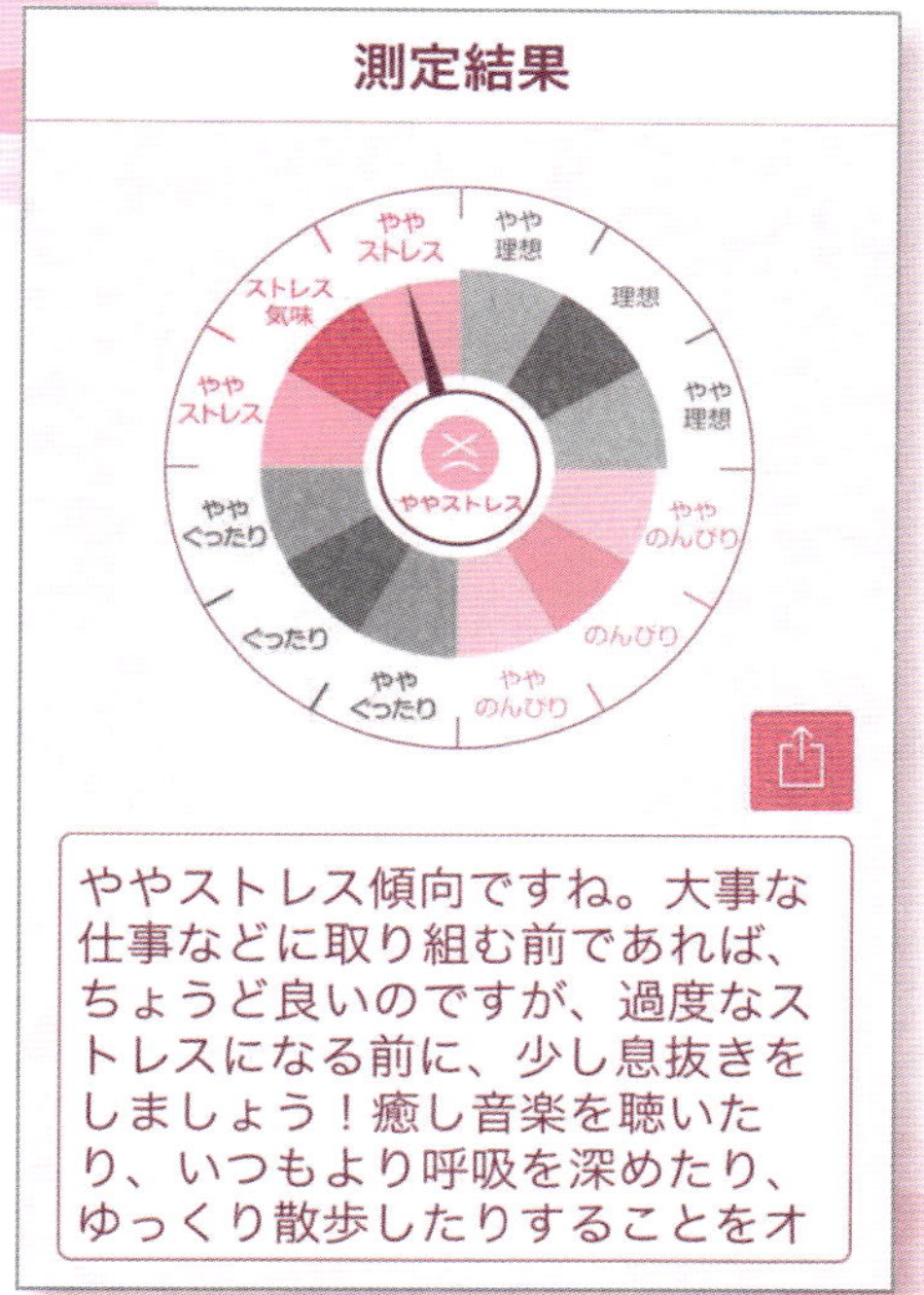
測定結果
やや
ストレス
やや
理想
理想
やや
理想
やや
のんびり
のんびり
やや
のんびり
やや
ぐったり
ぐったり
やや
ぐったり
やや
ストレス
ストレス
気味
ややストレス
ややストレス傾向ですね。大事な仕事などに取り組む前であれば、ちょうど良いのですが、過度なストレスになる前に、少し息抜きをしましょう！癒し音楽を聴いたり、いつもより呼吸を深めたり、ゆっくり散歩したりすることをオ

★ストレスとか溜めすぎないように最近は【COCOLOLO（ココロ炉）】ってゆうアプリを使ってるよ♪　カメラに指を当てると自分の体調が分かるの！　すごいから試してみて！　（SG さん）

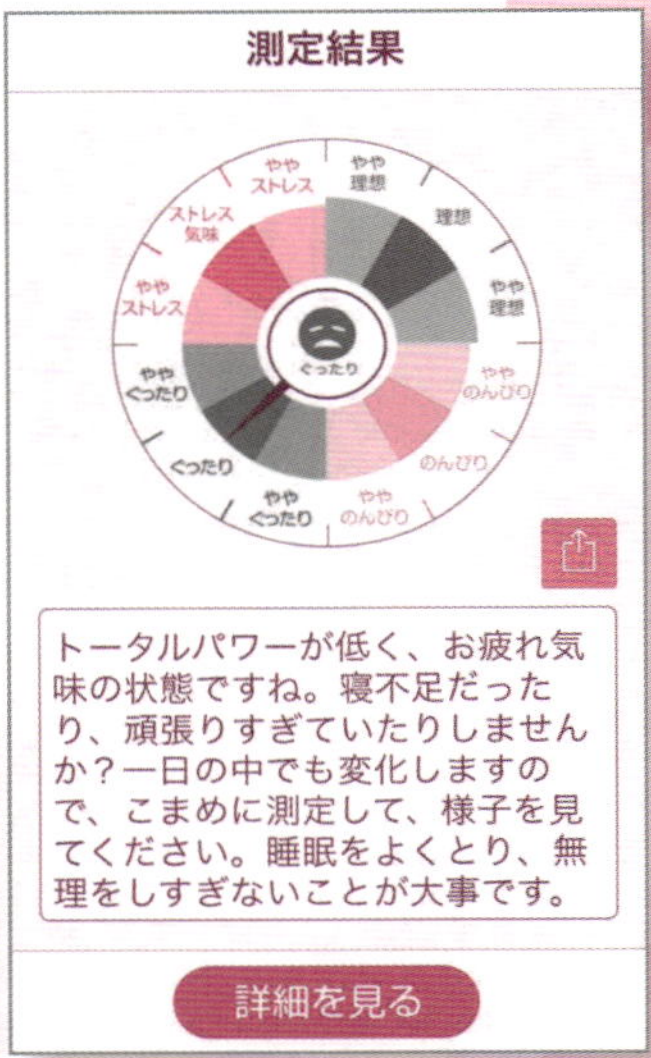
測定結果
やや ストレス
やや 理想
理想
ストレス 気味
やや 理想
やや ストレス
ぐったり
やや ぐったり
やや のんびり
のんびり
ぐったり
やや ぐったり
やや のんびり
トータルパワーが低く、お疲れ気味の状態ですね。寝不足だったり、頑張りすぎていたりしませんか？一日の中でも変化しますので、こまめに測定して、様子を見てください。睡眠をよくとり、無理をしすぎないことが大事です。
詳細を見る

☆ COCOLOLO で今のキモチを診断してみたら…（笑）
寝不足を見破られたあぁぁあああぁ（/ _ ; ）（るい さん）

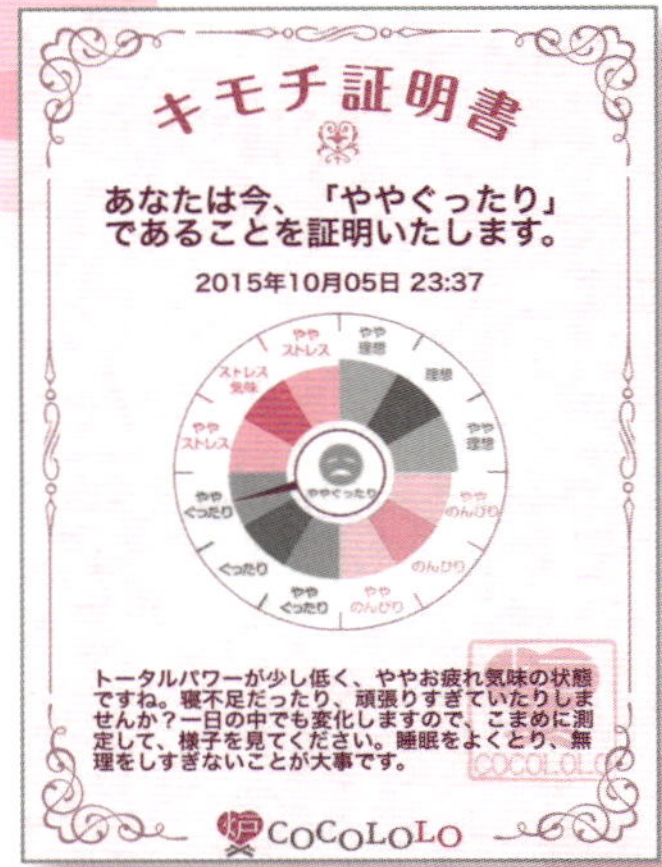
キモチ証明書
あなたは今、「ややぐったり」であることを証明いたします。
2015年10月05日 23:37
トータルパワーが少し低く、ややお疲れ気味の状態ですね。寝不足だったり、頑張りすぎていたりしませんか？一日の中でも変化しますので、こまめに測定して、様子を見てください。睡眠をよくとり、無理をしすぎないことが大事です。
COCOLOLO

★疲れ気味かぁ。当たってるかもなぁ。（KM さん）

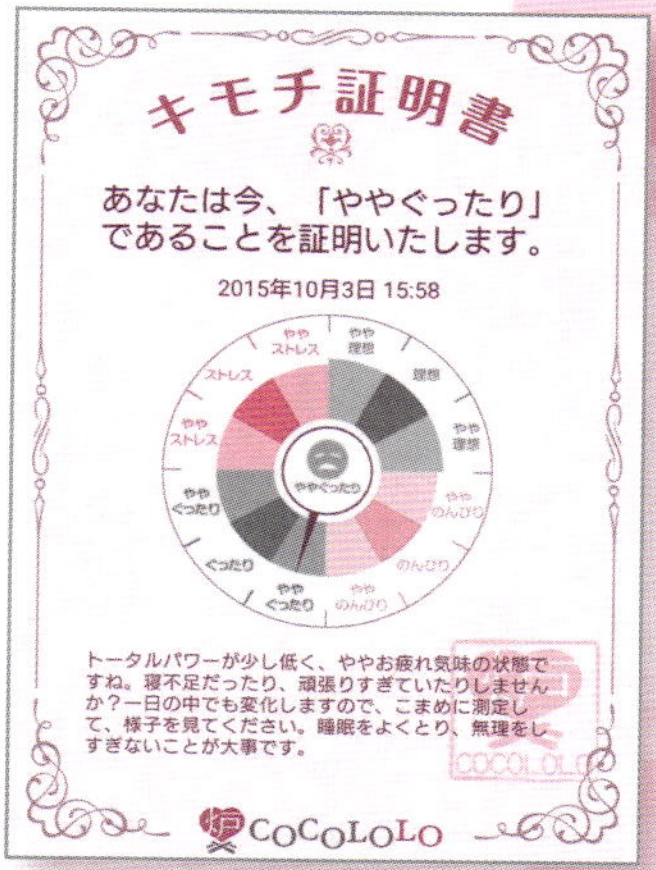
キモチ証明書
あなたは今、「ややぐったり」
であることを証明いたします。
2015年10月3日 15:58
ややストレス
やや理想
理想
やや理想
ややのんびり
のんびり
ややのんびり
ややぐったり
ぐったり
ややぐったり
ややストレス
ストレス
ややぐったり
トータルパワーが少し低く、ややお疲れ気味の状態ですね。寝不足だったり、頑張りすぎていたりしませんか？一日の中でも変化しますので、こまめに測定して、様子を見てください。睡眠をよくとり、無理をしすぎないことが大事です。
COCOLOLO

☆一週間のストレス度の平均とか、曜日ごとの平均が見られるらしい。今のところ、日々の平均は 50% 切ってて良い感じ。もうちょっと計る回数増やしてデータ溜めてみたくなった。(さか さん)

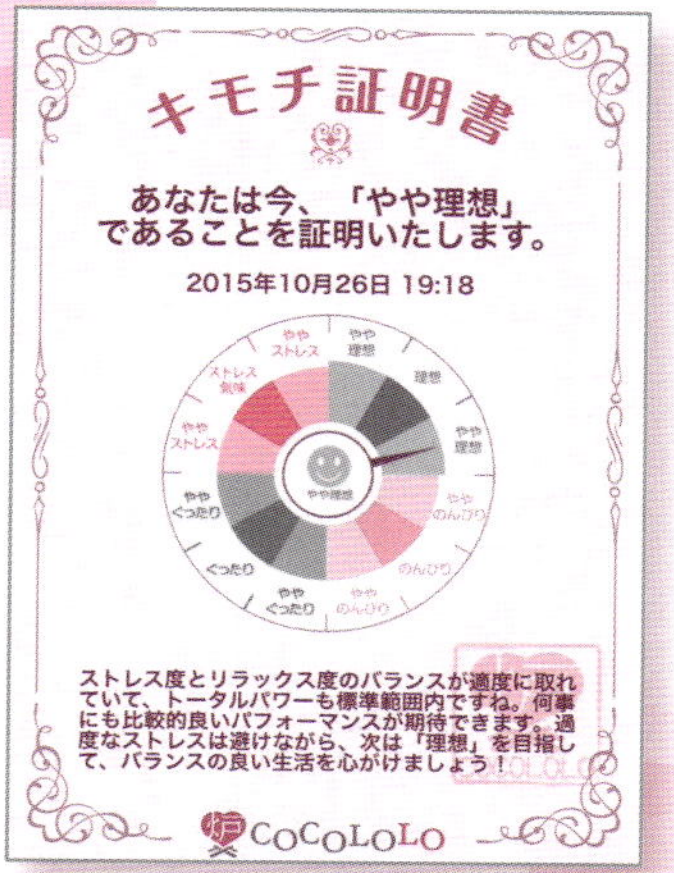
キモチ証明書
あなたは今、「やや理想」
であることを証明いたします。
2015年10月26日 19:18
ややストレス
やや理想
理想
やや理想
ややのんびり
のんびり
ややのんびり
ややぐったり
ぐったり
ややぐったり
ややストレス
ストレス気味
やや理想
ストレス度とリラックス度のバランスが適度に取れていて、トータルパワーも標準範囲内ですね。何事にも比較的良いパフォーマンスが期待できます。適度なストレスは避けながら、次は「理想」を目指して、バランスの良い生活を心がけましょう！
COCOLOLO

★疲れてると思ったけどそうでもなかった (*^ ー ゜)b
ｸﾞｯｼﾞｮﾌﾞ !!

大切なのは、避けて通れないストレスをしっかり自分で管理してコントロールすることです。

ストレスを感じて疲れていたら、無理をせずに休憩する、気分転換を図る、軽い運動をする、リラックスするなど、リカバリーすればいいのです。

そのきっかけとして本書を使えば、自分の自律神経の状態を意識的に理想に近づけることができるようになります。

本書は、**なぜ自律神経を把握するとメンタル面だけでなく健康にもなれ、それが自分の能力をいかんなく発揮できるようになるのか、くわしく紹介**しています。

ストレスは怖いもの、嫌なもの、邪魔なもの、悪いものというイメージだけで、その対処法を知らないと、いつまでたってもストレスをコントロールできません。

まずは「今の自分の状態」を知ることからはじめましょう。

自分を知ることが、メンタル不全を克服する最高のココロを癒す魔法になることでしょう。

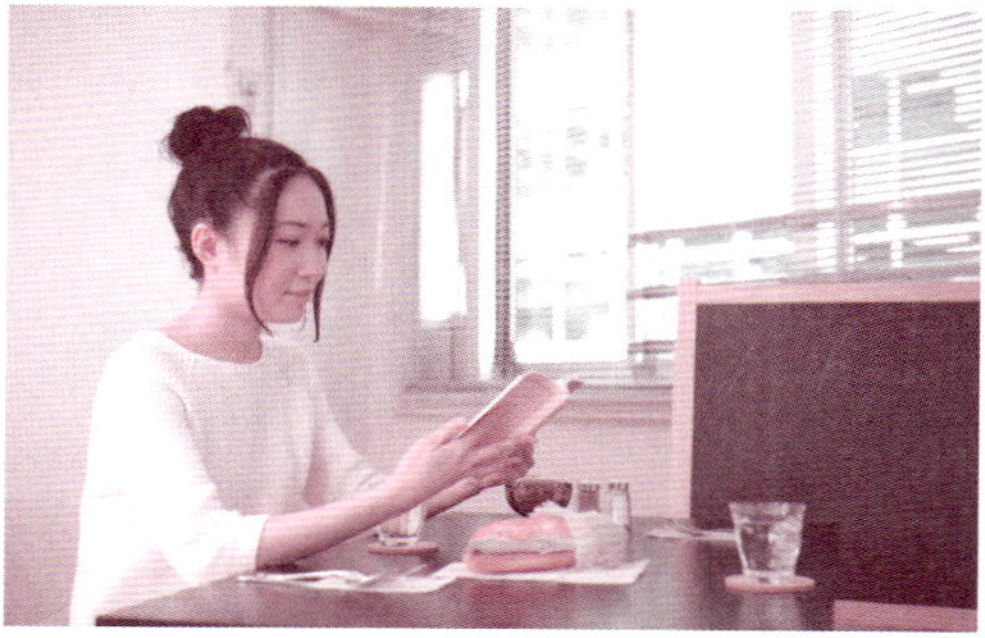

1章

たった30秒！自律神経を整えてもっと健康に

監修／順天堂大学医学部教授　小林弘幸

まずは、自律神経の役割を知りましょう

皆さん、自律神経という言葉はあちこちで耳にした事があるかと思います。聞いた事はあるけど、どういうものか、きちんと理解していない方が多いのではないでしょうか。

改めて体の中でどのような機能をもっている神経なのかを説明したいと思います。

自律神経は、そもそも人間が生きていく上で無意識に行っている身体活動において全てを司る神経です。

腕を動かす、目を動かす、足を上げるという自分で意識して行っていることは、これは運動神経の働きです。

呼吸をして、血液が流れ、胃が食物を消化し、腸が栄養を吸収し、排泄を行う。皆さんは、これらの事を意識して生活している事はないと思います。

例えば眠っている間、我々は意識をしなくても呼吸をしています。もし、呼吸が意識的に行っている身体機能だとしたら、私たちは怖くて眠ることなどできないでしょう。

こういった我々が生きていく上で無意識に行われている事には、全て自律神経が働いてることによるものです。

自律神経は「交感神経」と「副交感神経」の二つで構成されていて、交感神経が内臓コントロールをして、血流を早くするアクセルの役目を担い、副交感神経は交感神経が働きすぎないようにブレーキをかける役割をしています。

血管を例にあげてみましょう。交感神経は血管を収縮して心拍数や血圧を上げます。この時、副交感神経も同時に動き、血管を拡張させて心拍数や血圧を下げるように働きます。

このアクセルとブレーキがうまくバランスをとることによって、**ちょうどよい心拍数と血圧になるのです。**

何かしら体が緊張する状況になった際は、副交感神経に対して交感神経が優位になり、心拍数や血圧が上がります。

興奮状態が長く続くと身体に負担がかかってしまいますが、落ち着いた状態になると副交感神経が優位になり、心拍数や血圧は下がってリラックスした状況になります。

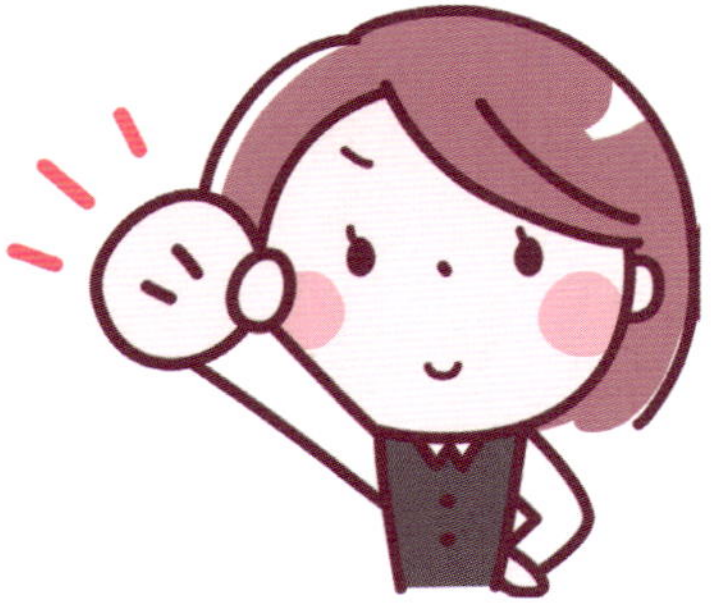

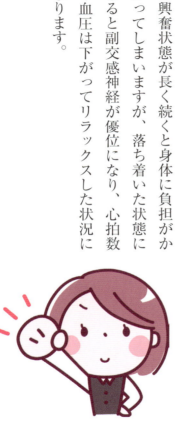

交感神経＝アクセル、副交感神経＝ブレーキを上手に使いこなそう

では、それぞれの神経の働きによって具体的にどういった変化が体に現れるのでしょうか。

先に述べたように、交感神経はアクセル、副交感神経はブレーキとしての役目を持っています。

交感神経というアクセルを踏み込むと、血管が収縮し、心拍数や血圧が上がって気持ちが高ぶり、思考もアグレッシブになっていきます。

逆に、副交感神経というブレーキを踏むと、血管は拡張し、心拍

数や血圧は下がって、気持ちがゆったりとした冷静な思考となり、リラックスした状態になっていきます。

もっとも体にとって健康な状態は、それぞれの神経がお互いに同じ強さで踏み込まれて、バランスがとれていることです。

日中はアクセルである交感神経が少し強く、夜間は副交感神経が少し強い状態を保っている事が理想的です。

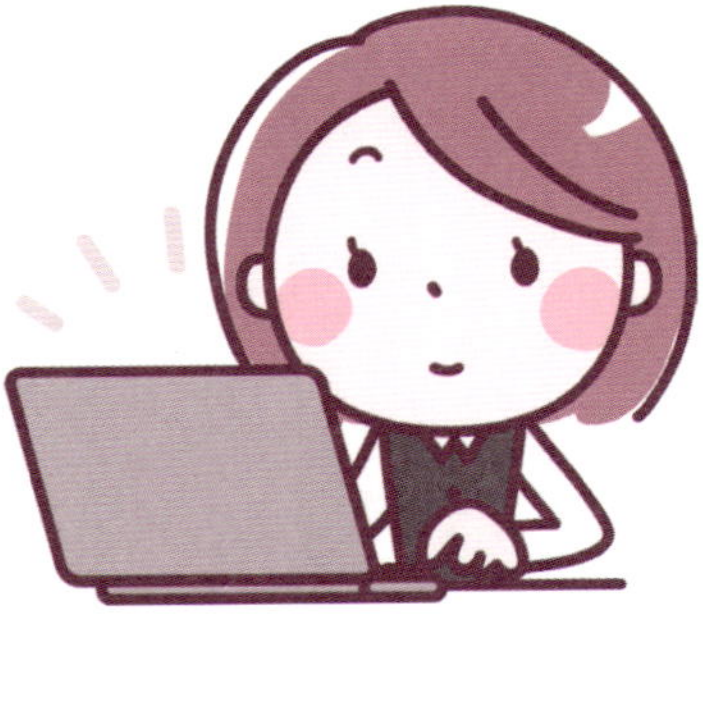

アクセルを踏み続けて心身が消耗したら「ゆっくり」を心がけよう

アクセルである交感神経が強くなりすぎると、どうなるのか。

気持ちが高ぶり、アグレッシブな状態が続くと、仕事中や家事のストレス、人間関係の悩みなどの日常のストレスに対して、イライラ、ピリピリして神経質になっていきます。

些細な事が気になったり、ちょっとしたことでトラブルに発展してしまい、自分だけではなく、周りの人にも悪影響を及ぼします。

また、熱くなりすぎるあまり、仕事や家事なども冷静な対処ができず、一生懸命やっても非効率で結果が出ないという状況になり、心身ともに疲弊しきってしまうのです。

こういう状態が長く続くと、血流が悪くなり、心拍数が上がって酷い時には過呼吸状態になってしまいます。内臓機能も低下し、消化機能にも悪い影響を与えて、栄養吸収の効率が非常に悪くなります。また、免疫力が低下し、病気にかかりやすくなってしまいます。

そもそも交感神経とは、原始的にみれば外敵に対して攻撃するために、体の機能を緊張状態にする働きをしているのです。**ストレス過多な現代社会では、交感神経の働きが過剰になる傾向にあり、多くが先に挙げた状態に陥りやすいと言われています。**

この状態に陥っている人は、とにかく「ゆっくり動く」という事

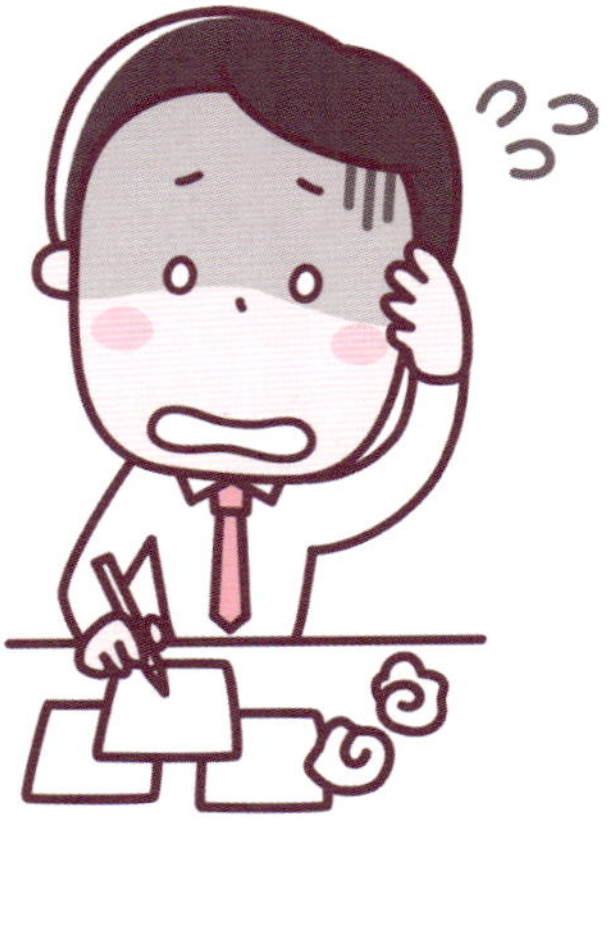

を意識してください。いつもより歩くペースを少し遅くする。普段の会話もまくし立てるような話し方になっていないか、落ち着いて相手に伝えるように意識する。ダラダラするという訳ではなく、落ち着いてペースを少しゆっくりするようにする事が大切です。

ブレーキばかり踏むと無気力状態に。「運動」が改善のカギ

今度はブレーキである副交感神経が強くなりすぎた場合。リラックスして、落ち着いた状態を通り越して、のろのろして何事に対しても無気力で後ろ向きな状態になっていきます。

注意力が散漫になり、不注意や些細なミスが重なって、怒られたりする事も増え、何事もうまく行かなくなってしまいます。失敗ばかりが続くとさらに後ろ向きで、消極的な思考に陥って、負のスパイラルになってしまいます。

眠気に襲われることが多くなり、低血圧によって体がふらついたりすることもあります。アレルギー症状が出ている時などは、副交

感神経が優位になっている状態です。涙や鼻水の分泌が増え、ボーっとする経験をしたことがある方もいるのではないでしょうか。もう一つの問題点は、今までストレスに感じていなかった事がストレスになってしまう事です。簡単な思考や、体を動かすといった事が面倒になり、ストレスを感じるようになってしまい、酷い時にはうつ病に陥ってしまうこともあります。

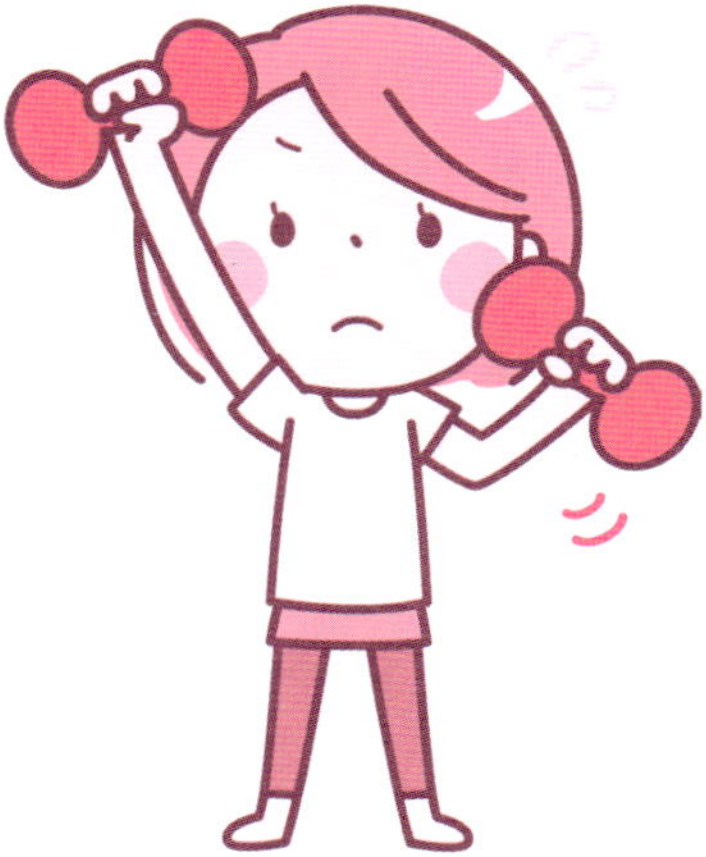

こんな時は体を休めたりリラックスさせるような対処はむしろ逆効果となることもあり、適切な対処が必要となります。

改善方法は運動することです。ジョギングやスポーツをやりなさ

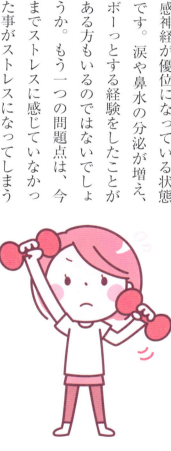

い、という訳ではありません。例えばエレベーターを使わずに階段で上り下りをする。帰宅の際に、駅から歩いて帰る。あるいは最寄りのバス停ではなく、２つ手前のバス停から歩いてみる。普段の生活の中に体を動かす要素を盛り込む事で、改善されていきます。

自律神経をバランス良く機能させるには、時間帯で使いこなすのが大事

アクセルとブレーキのバランスが取れていたとしても、そもそもどちらもほとんど機能していないというのは問題です。

長い間、ストレスの多い生活を送ったり、寝不足な日々を送っていたりすると、両方の神経の機能が低下してしまう事があります。

前述したとおり、自律神経は我々の無意識で行っている身体活動を司っている神経です。それ自体の機能が低下するという事は、呼吸器の不全や、内蔵系の機能低下など、様々な問題が起きてくると

考えられます。

そもそも、アクセル、ブレーキが両方とも働いていないため、どんなに頑張っても体を動かす力を出す事ができず、疲労だけが溜まっていく事になります。

ちょっとしたことで疲れてしまい、やる気や覇気がまったくなくなって、常にぐったりしている状態になってしまうのです。

このように、**自律神経は高まりすぎても低すぎても、心身へ悪影響を及ぼします。大事なのは、1日の中で「交感神経」と「副交感神経」をバランス良く使い分けること**です。

朝起きて、エンジンをかける時間帯では徐々に「交感神経」を優位に動かし、昼食をとる時間帯にはリラックスする意味でも「副交感神経」をやや優位に。

夕方にかけての活動時間帯には、また「交感神経」を優位に働かせ、夕食をとり、就寝までは高ぶった「交感神経」をゆるませ、「副交感神経」を優位にさせてゆったりリラックスし、癒しの時間を作る……。

1日をこんなリズムで過ごせれば、自分のパフォーマンスを発揮すべきときに最大限に活かし、休むときにはスイッチをしっかりオフにしてリラックスする事で、明日へのエネルギーを充電する事ができるのです。

高まりすぎた交感神経をコントロールする方法

先に述べたとおり、現代人は交感神経の働きが活発になりがちで、副交感神経がなかなか働かないために常に緊張が続いているような状態で、ストレスをためやすくなってしまっています。

自律神経のバランスが交感神経だけ過剰に働いてしまっている状態で、なんとか交感神経を抑えなければなりません。

しかし、別の視点から考えるとブレーキである副交感神経の機能を引き上げれば、アクセルである交感神経の機能が抑えられ、副交感神経とのバランスが均等に近くなり、心身にとってベストな状態にすることができるのです。

どちらも高い状態に持っていくためには、急がず焦らず、ゆっくり動く事を意識しながら、普段の生活の中で簡単な運動を取り入れていくことを習慣化しましょう。

習慣化して生活のリズムと呼吸が安定することで、自律神経はコントロールすることができるようになります。

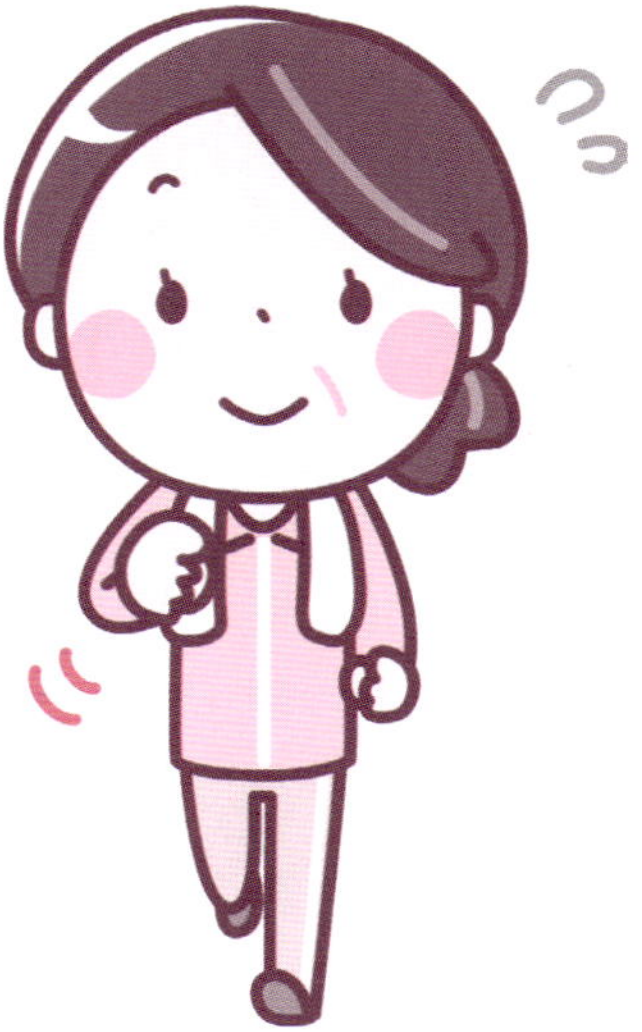

ハイパフォーマンスを目指すなら交感神経と副交感神経を高レベルに保つ

先ほども説明しましたが、自律神経は「交感神経」と「副交感神経」の2つから構成され、私たちの身体の働きの中で「交感神経」はアクセル、「副交感神経」はブレーキの役割を果たしています。アクセルを踏めば体がアグレッシブな状態に移行し、ブレーキを踏めばリラックスした状態になります。

ここで注意しなければならないのは、二つの神経がしっかりスイッチングすることで自律神経が動かされていると誤解しないことです。

どちらかが主導権を握って体を動かしているのではなく、両方の神経が高いレベルでバランス良くキープされていることが、我々の体にとってベストな状態です。**両方がハイレベルで安定しながら、日中は交感神経が、夜間は副交感神経がやや優位になっているというのが理想**と言えます。

もし、どちらか一方にバランスが偏ると心身にさまざまなトラブルが生じます。ところが、現代人の多くが、大きくバランスを崩した状態で日々の生活を送っています。

とりわけ目立つのは交感神経が上がり続けたままで、副交感神経の機能を落としているタイプです。

このように交感神経が優位になっているタイプが多いのは、交感神経の性質によるものです。交感神経は身に危険が迫った時にすぐに対処できるように身体機能を引き上げる役目をしているため、もともと上がりやすいものなのです。対して副交感神経の働きは緩慢なものとなっています。

つまり、自律神経のなかで交感神経の機能を強くするのは簡単ですが、副交感神経の機能を強くするのは難しいのです。結果として、両方の神経を機能を高いレベルに引き上げてキープするのは難しいということになります。車のようにアクセルとブレーキ、どちらもハイレベルに機能してこそ、本来の力が発揮できるようになります。

まずは緩慢な副交感神経の機能を引き上げることを意識して、交感神経と副交感神経の両方をハイレベルな状態でキープすることが重要です。

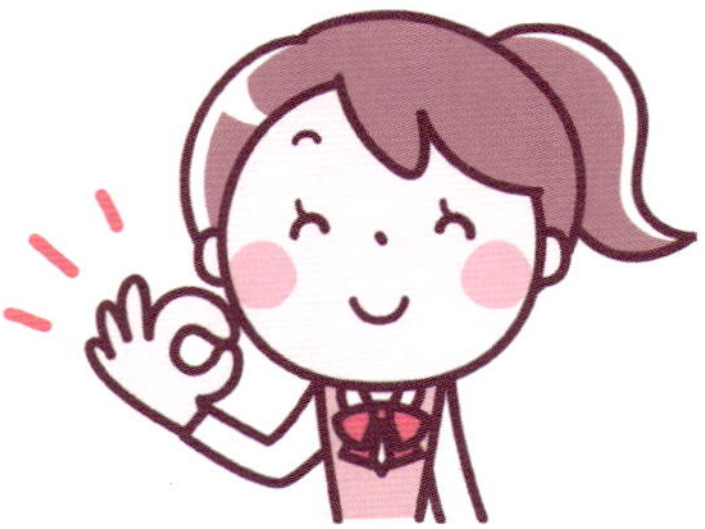

自律神経のバランスを整えると起こる、「6つのいいこと」

では実際に、自律神経のバランスを整えると、どんないいことがあるのでしょうか。長年のわたしの研究結果や実証データから、以下の6つのことが言えます。

1、ストレスが緩和される

交感神経が過剰な状態になると、イライラしたり不安になったりして些細なことにもストレスがたまりやすくなります。

副交感神経が鈍い状態のままだと、気持ち的に空回りの状態が続くので心身ともに疲労してしまいます。

ストレスを緩和させるには、やはり過剰な交感神経を抑えて、副交感神経も元気な状態にバランスを保つこと。そうなれば、心身ともにリラックスモードになり、ストレスを上手に解消することができるようになります。

2、疲労が回復する

自律神経のバランスが良くなると、全身の血流が良くなります。必要な栄養素や酸素が全身の細胞に行き渡るので、新陳代謝が促されます。

体内にたまった老廃物や疲労物質もスムーズに排出されるので、たとえ疲れがあっても、それが蓄積されずに回復することができます。

このリカバリー力こそ、自律神経のバランスの良さのなせる技。いつもイキイキと健康に過ごしている人は、自律神経のバランスが良く、上手に疲労回復していると言えます。

3、質の良い睡眠がとれる

ぐっすりと質の良い睡眠をとるには、メラトニンという睡眠ホルモンが正常に分泌しなければなりません。

メラトニンの量と自律神経は密接な関係があり、自律神経が乱れるとメラトニンの量が減り、睡眠が浅かったり、ひどいときは不眠症になったりします。

そんなときは、朝起きたときにしっかりと朝日を浴びて、適度な運動を心がけ、副交感神経を活発にしましょう。

そうやって自律神経のバランスを整えることで、夜になると自然に血圧や心拍数が下がり、リラックスした状態で深い睡眠をとることができるようになります。

4、免疫力が上がる

前述のようにストレスや疲労の回復が早く、しっかり睡眠がとれるようになると、免疫力を司る血液中の白血球のバランスも良くなります。

そうなることで**身体全体が活性化され、細菌やウイルスをよせつけない身体になります。**

よく、周囲で風邪やインフルエンザ、ノロウイルスが流行っても、かかりやすい人とそうでない人がいますが、それはひとえに免疫力が低いか、高いかの問題です。

これにも実は、自律神経が深く関わっているのです。

5、冷え性が改善される

自律神経が整うようになると、女性に多い冷え性が改善されます。

その理由は、血流が良くなることで、心臓から遠い末端の神経まで血液が届くようになり、全身の冷え性が緩和されるため。

自律神経の働きにより、血流が全身に熱を運ぶようになるので、手足の冷えなどは改善されます。

6、倦怠感など不定愁訴《ふていしゅうそ》が改善される

さらに女性に多い、めまいやのぼせ、倦怠感などの不定愁訴は自律神経の乱れから起こります。

これらの不快な症状も自律神経が整うことで、全身の調和がとれて軽減されることがわかっています。

呼吸法やヨガ、アロマやマッサージが効果的です。まずは自分が心地が良い、と思うことも大切。副交感神経を高めることで、体調の良さを実感するはずです。

以上の6つのポイントは、心身の健康に欠かせない条件ともいえます。それだけ自律神経の乱れがさまざまな不快症状をおこさせ、病気の原因をつくるのです。

毎日の生活の中に、自律神経を整えるための運動や食生活、習慣を取りれて、少しでも自律神経のバランスを整えていくのが、健康に過ごすことのカギとなります。

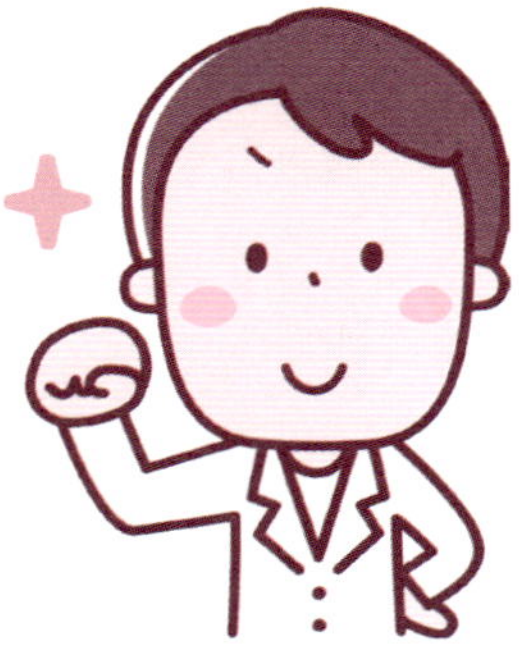

自律神経のバランスが良い人は、健康で仕事ができる

医療の研究をしていく中で、何かひとつきっかけとなるカギを発見すると、それまで進まなかったものが面白いように組み上がっていく事があります。私の中では自律神経の探求がまさにそうでした。

自律神経バランスを測定できる機器を開発し、色々な人のサンプルデータを収集していく中、**健康な人、良い結果を出している人は総じて自律神経のバランスがいいことがわかってきました。**つまり、健康になるか病気になるか、仕事で力が発揮できるかどうか、例えばスポーツ選手のように高い身体機能を発揮できるかどうか、それらは全て自律神経のバランスで説明できることがわかってきたのです。

腸内環境を整えると、自律神経のバランスを保てるようになる

プロ野球選手が「ボールが止まって見える」と言ったり、サッカー選手が「ピッチ全体を上から見ている」と言ったりしますが、これは心理学における「フロー」という状態で、一つの事に没入し、凄まじい集中力を発揮して、奇跡的な結果が起きる精神状態のことで、スポーツ選手が「ゾーンに入った」と言われている現象です。

東洋では仏教などで精神的な修行を行う中で発現し、日本でも「禅」の修業で、心身が極限状態になっている際に体験する神がかり的な現象もこれに該当すると言われ、武道などにおける精神統一などにも応用されています。

この「ゾーン感覚」とは、集中力が極限まで高まって、身体機能が高い力を発揮しながらも、心身が冷静で澄み切っている状態。交感神経と副交感神経の両方がハイレベルで機能しているときに現れやすい、奇跡的なパフォーマンスが発揮される状態です。

自律神経をハイレベルにするための要素として、まず一つ腸内環境が挙げられます。人間の体にとって最も大切なのはしっかりした栄養吸収ができる体づくりです。

腸内の栄養吸収機能が正常でなければどんなによい食事をしても、栄養がきちんと吸収されず、吸収できなかった栄養は体内で腐敗していきます。腐敗した栄養は毒素となり、腸内環境を悪化させるだけでなく、血液も汚していきます。その血液が流れる内蔵系も傷つけ、内臓をコントロールしている自律神経にもダメージを与えます。

腸内環境の改善が自律神経の向上には不可欠なのです。

社員やチームのモチベーションを上げるのは交感神経を上げること

交感神経が強くなっている人は、イライラ、ピリピリしていて、周りに対しても当たりが強くなります。そんな人と仕事をするのは周りにとってもストレスです。

その逆に、副交感神経が強くなっている人はやる気があまりなく、注意力も散漫になっています。こちらから何かお願いするにもやる気があるのかないのかわからない。また仕事においても失敗ばかりで、周りに迷惑をかける事になります。

二つの神経のバランスは、自分が抱えている心身の問題だけでなく、周りにもさまざまな影響を与えます。

例えば、野球の試合における九回裏の大逆転劇が見られることがありますが、あれは奇跡などではなく、最初にヒットを打った一人の自律神経のバランスから始まる連鎖です。

敗色濃厚でチームのやる気が停滞しているのは副交感神経が強くなってしまっている状態です。ところが、チャンスのヒットが出ると、**まだ行けるかもしれないというアクティブな気持ちが生まれ、交感神経が強くなり、自律神経のバランスがベストな状態になって、身体機能のパフォーマンスが上がるようになります。**

反面、誰かがエラーをしてしまった時、他の選手にもエラーが増えてしまうということもあります。

エラーをした人間に対して、「ドンマイ！」と言いつつも、気持ちのどこかでは「何をやっているんだ」とピリピリした感情が生まれたり、「自分も失敗したらどうしよう」というネガティブな気持ちが生まれ、結果的に自律神経のバランスが崩れて、状況が悪化して行くのです。

組織やチームではこのような自律神経の伝染が起きるものなのです。組織内において、能力や勤勉さも必要ですが、自律神経のバランスが良い人間がいるという事がとても重要なことなのです。

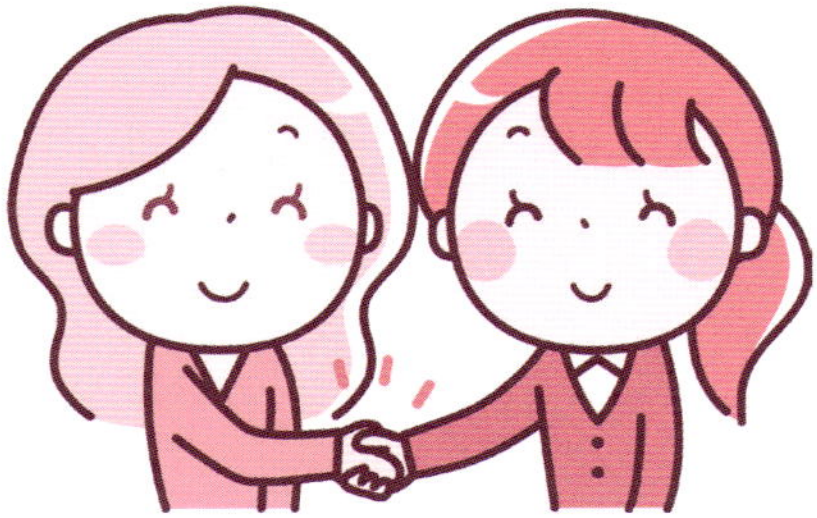

心の状態を「数値化」することが重要

２０１５年12月から、企業におけるストレスチェックが義務化され、メンタルヘルスがより身近なものになりました。

ストレスチェックを受ける事で、どういった事が自分のメンタルに対して影響を及ぼすものなのかが認識できるようになり、予防対策やアフターケアなどの理解も深まるはずです。

先ほど述べたとおり、交感神経が強い時には体にストレスがかかっている状態、副交感神経が強い時はリラックスした状態です。自分の自律神経の状態を把握すれば、現代人が抱えるストレス過多の改善にも効果があります。

この後紹介する「ココロ炉」は、そのストレスを数値で表示し、心の状態を測定するアプリです。

毎日の記録がカレンダー形式で表示され、自分の日々のストレスとリラックスのリズムを把握することで、疲労の管理になります。

測定結果を友人同士でシェア機能を使って、お互いに応援メッセージを送る事でストレスでのイライラや、ネガティブな鬱状態も改善されます。

「数値化されている」という事が重要で、自分がどのくらいのストレス度なのか、わかりやすい数値で見る事で冷静な状態になり、結果として自律神経のバランスが整う事になるのです。

これらの事は、わたしの長年の自律神経についての研究と、75万もの年代別、男女別によるビッグデータを分析し、医療的にも信頼できるデータからアドバイスやフォローを行なっていることが大きな特徴です。

測定結果に合わせたアドバイスが表示されるので、ご自身のストレスマネジメントにぜひ役立ててほしいと思います。

監修／順天堂大学医学部教授　小林弘幸

2章

アナタのキモチはどのタイプ？自律神経のバランスがわかる40の質問

自律神経のチェックをすると不調をリカバリーできる

自律神経の基本を知ったところで、この章では自分自身の自律神経のバランスをチェックリストで確認してみましょう。

自分が普段、交感神経が優位のタイプなのか、副交感神経のほうが優位のタイプなのか、または双方のバランスが良いタイプなのか、自分の傾向を知っておくと、よりパフォーマンスを上げることができます。

また、自分の自律神経のバランスを毎日（できれば一日に数回）チェックすることで、エンジンがかかり過ぎてオーバーヒートしそうな場合にはクールダウンできますし、集中力を上げていかなければならないときにも、モチベーションを上げるノウハウを知ることができます。

そもそも仕事でもスポーツでも、大事なのはいかに上手に「オンとオフをスイッチングするか」です。

例えば仕事では緊張やストレスがつきものですが、ココロに負荷が掛かりすぎると張り詰めていた糸がプツリと切れてしまいかねません。

スポーツの世界でも同じ。一流のスポーツ選手たちは、休むのが上手です。

しっかり仕事や運動をしたら、ちゃんと休む。それができないと、高いパフォーマンスはもちろん、健康を維持できません。

では、さっそく実際に「チェックリスト」を使って今の自律神経のバランスを見てみましょう。

次のQ1からQ10の質問で、今の自分にもっとも当てはまる項目をチェックしていってください。

各項目の終わりに【△】【▽】【△▽】【▲▼】のマークがあります。

すべての項目をチェックしたら、

【△】、【▽】は各1点プラス、

【△▽】はそれぞれ1点ずつプラス、

【▲▼】はそれぞれ1点マイナスして

計算してください。

自分の得点が出たら、結果に当てはまるタイプが、あなたの今の自律神経のパターンになります。

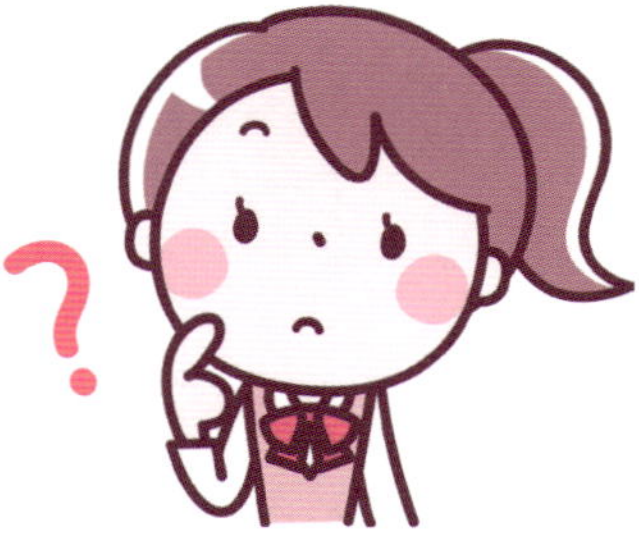

【設問】

Q1 睡眠について

□ふとんに横になったら、だいたいすぐに眠れる。【△▽】

□夜は普通に寝ているのに、昼間、眠くなることがある。【△】

□夜、なかなか寝つけない。【▽】

□眠りが浅く、眠っても途中で目が覚めてしまう。【▲▼】

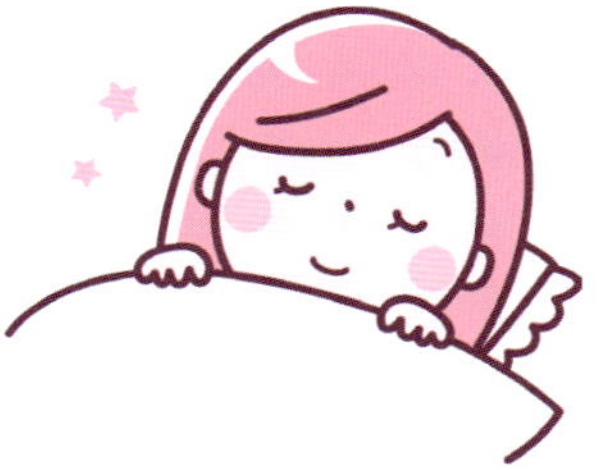

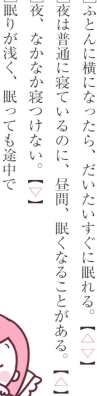

Q2 仕事・勉強・家事について

□自分には結果が出せると信じているし、やりがいを感じている。【△▽】

□億劫でやる気が起こらず、眠くなったりする。【△】

□ときどき自分にはできないのでは？と不安になることがある。【▽】

□やらなければと思いつつ、身体がついていかないことが多い。【▲▼】

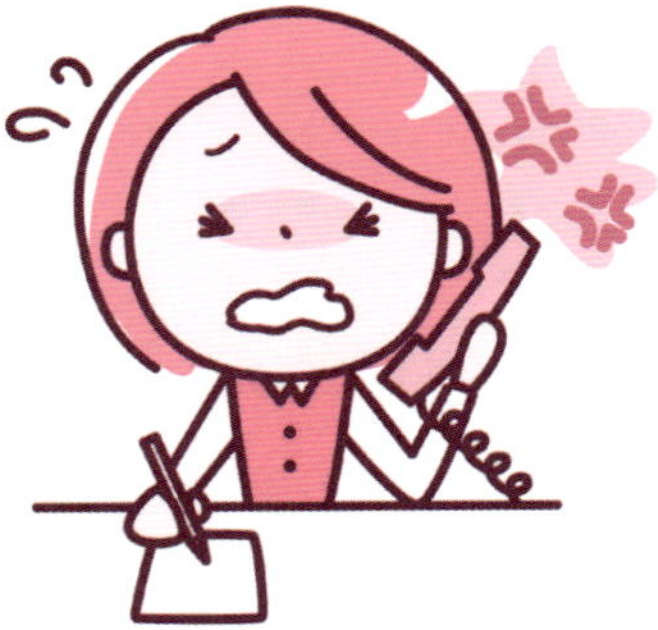

Q3 食欲について

□食事に時間になると空腹を感じ、おいしく食べられる。【△▽】

□食べてもすぐにお腹が空くことが多い。【△】

□仕事や作業に集中している時は、お腹が空かない。【▽】

□食欲がない、または食べるのをやめられない。【▲▼】

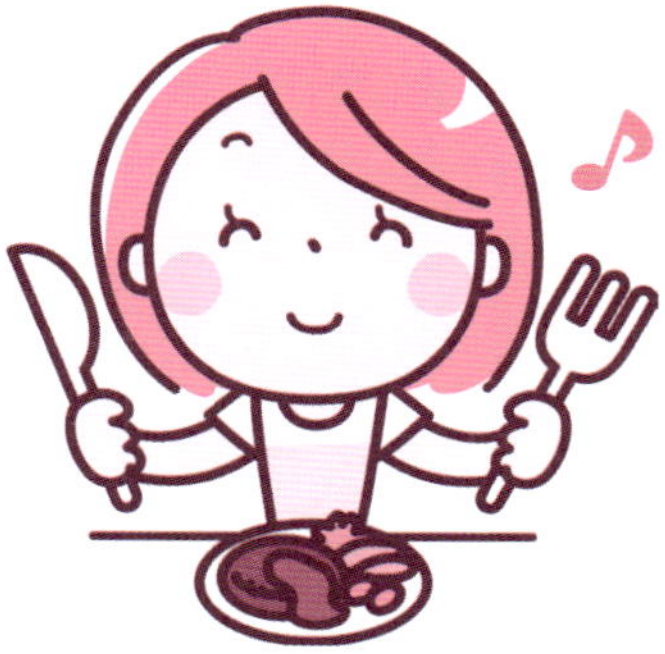

Q4 食後について

□胃もたれや胸やけは、ほとんどしない。【△▽】

□しっかり食べたのに、すぐお腹が空く。【△】

□しょっちゅう胃もたれや胸やけがする。【▽】

□食事の前後に胃が痛くなることが多い。【▲▼】

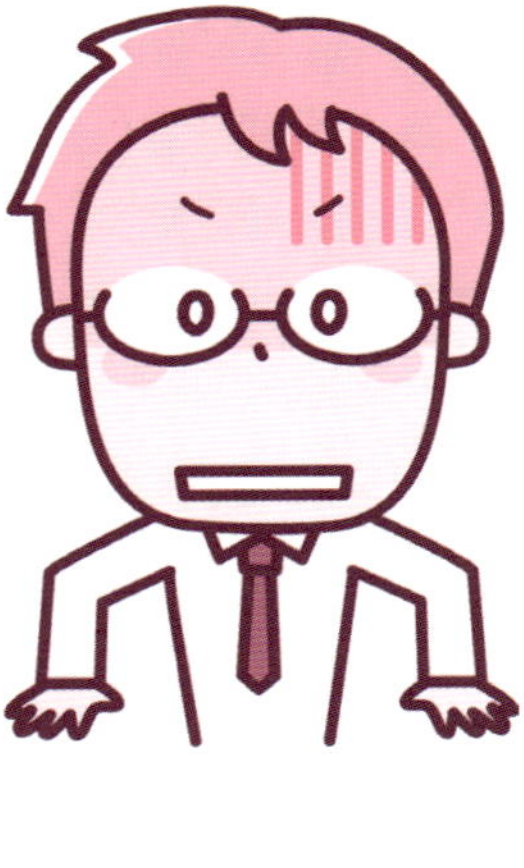

Q5 問題の対応について

□すぐに対応策が思いつき、行動に移すことができる。【△▽】
□他のことに気が散って、なかなか考えがまとまらない。【△】
□つい悲観的なことを考えてしまい、不安になることが多い。【▽】
□考えようとしても集中できず、やる気が起きない。【▲▼】

Q6　日々の疲れについて

□疲れはあるが、一晩眠ればリセットできる。【△▽】
□疲れるとすぐ眠くなる。昼間もぼんやりすることが多い。【△】
□疲れがとれないこともあるが、いざ仕事になれば頑張れる。【▽】
□何をするのも面倒なほど、いつも疲労感がある。【▲▼】

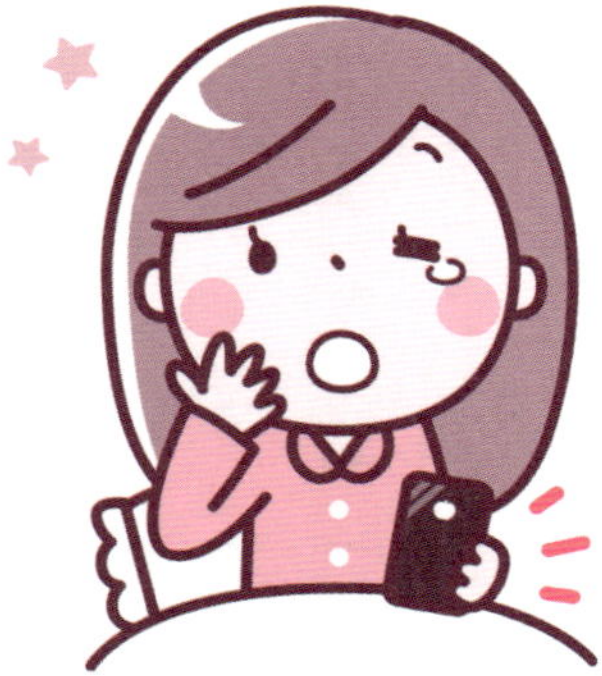

Q7 メンタルについて

□仕事中は気が張っているが、帰宅後は切り替えてゆっくりできる【△▽】
□とくにストレスは感じていないが、よくボーッとする。【△】
□1日中、ずっと緊張状態が続いていて、リラックスできない。【▽】
□強い不安感や恐怖感があり、考えるのがイヤで眠くなることがある。【▲▼】

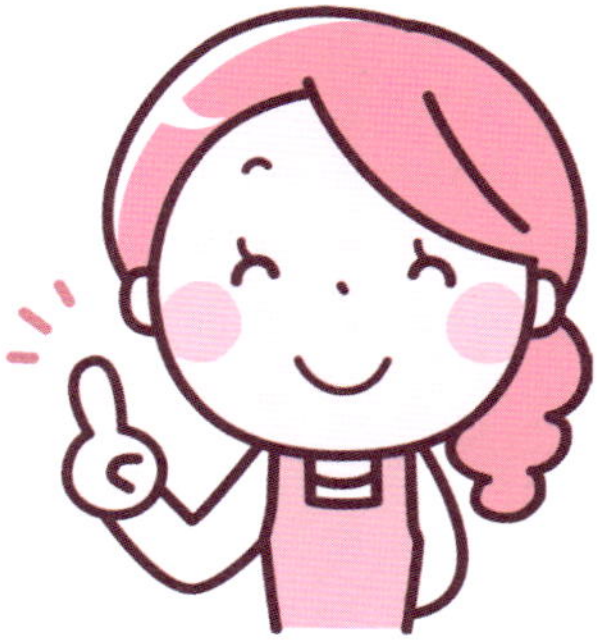

Q8　手足の冷えについて

□年間を通じて冷えを感じることはない。【△▽】

□冷えは感じないが、逆に身体が火照ることがある。【△】

□たとえお風呂上がりでも、すぐ手足が冷えてしまう。【▽】

□あまりに手足が冷えて、眠れないことがある。顔色も悪い。【▲▼】

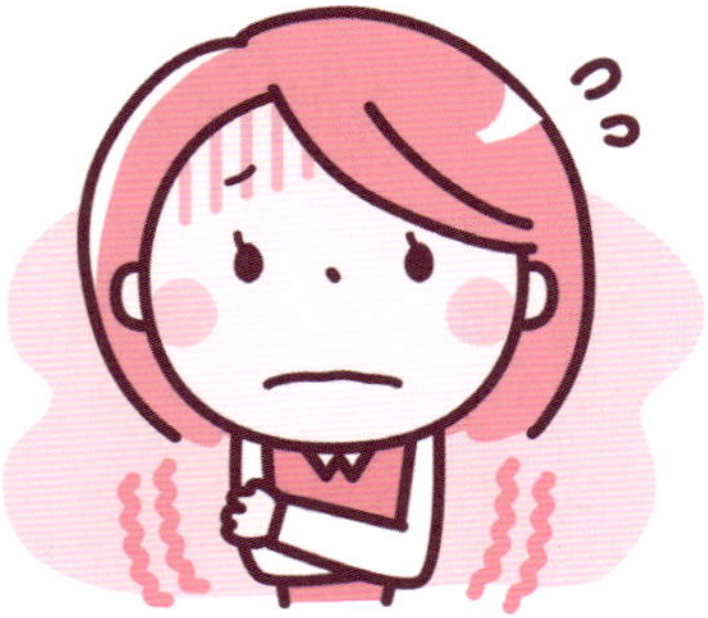

Q9 体重について

□もう何年も、体重に大きな変動はない。【△▽】

□ついつい食べ過ぎてしまい、太りやすい。【△】

□ストレスがたまると、食欲が増して太る傾向がある。【▽】

□1年前に比べて、体重が5キロ以上増減している。【▲▼】

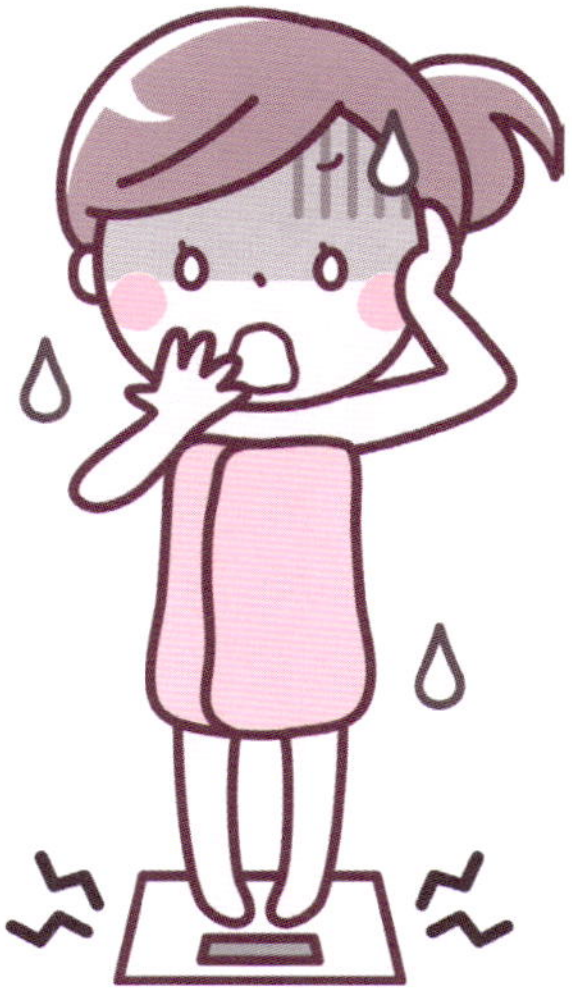

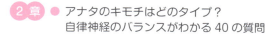

Q10 いまの自分について

□いつも活気に満ちていて、心身ともに充実している。【△▽】

□大きなトラブルもなく、どちらかといえば充実している。【△】

□毎日いろんな刺激を受けることで、充実感がある。【▽】

□漠然とした不安を感じていて、憂うつ感が抜けない。【▲▼】

【集計】

△＝　　個

▽＝　　個

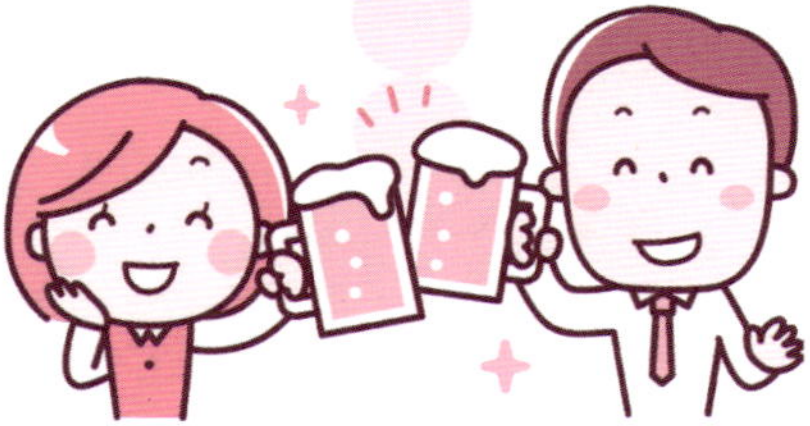

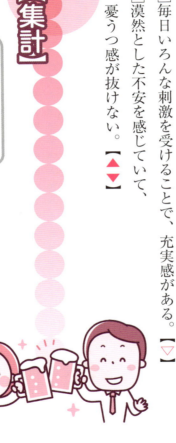

【判定結果】

①△と▽がともに9個以上の人
↓ **いきいき能力発揮タイプ＝理想**
（交感神経、副交感神経の両方高い）

②△と▽がともに8個以上、9個以下の人
↓ **やや能力発揮タイプ＝やや理想**

③△が7個以下、▽が8個以上の人
↓ **頑張りすぎタイプ＝ストレス気味**
（交感神経が高くて、副交感神経が低い）

④△が6個以上、▽が7個以上の人
↓ **やや頑張りすぎタイプ＝ややストレス**

⑤△が8個以上、▽が7個以下の人

↓ **のんびりタイプ＝のんびり**

（交感神経が低くて、副交感神経が高い）

⑥△が7個以上、▽が6個以下の人

↓ **ややのんびりタイプ＝ややのんびり**

⑦△と▽がともに5個以下の人

↓ **ぐったり無気力タイプ＝ぐったり**

（交感神経、副交感神経ともに低い）

⑧△と▽が7個以下6個以上の人

↓ **ややぐったり無気力タイプ＝ややぐったり**

設問中で△は副交感神経、▽は交感神経が働いている状態を示しています。△▽は両方が高い理想的状態で、▲▼は両方が低い状態を示しています。

今のキモチはどのタイプ？

以上の10の設問に答えていただくと、今の自分の自律神経のバランスをチェックすることができます。

交感神経が高いと「頑張りタイプ」になり、交感神経と副交感神経のバランスが良ければ「能力発揮タイプ」に、副交感神経が高くて交感神経が低ければ「ぐったり無気力タイプ」になります。

今の状態やキモチを把握しておけば、よりバランスの良い状態に近づけるための方法を知ることができます。

このあとにも、8つのタイプ別のアドバイスと、おすすめの「音楽」を紹介しますが、「ココロ炉」アプリなら、さらに詳細なアドバイスやフォローすることができます。

①いきいき能力発揮タイプ（理想）

↓アドバイスはP103へ

もっとも理想的な状態です。交感神経と副交感神経がハイレベルで安定しているので、自分のポテンシャルをいかんなく発揮できる状態にあります。

1章でも述べましたが、仕事やスポーツの世界で高い集中力と潜在能力を最大限に発揮して高いパフォーマンスを行なっている人たちは、交感神経と副交感神経がともに高いレベルにあるとき、いわゆる「ゾーンに入る」という状態になります。

肉体的にも精神的にもストレスなく、雑音や失敗する不安に惑わされずにパフォーマンスができるため、**自分がのぞむ結果を出せるのが、この「能力発揮タイプ」**です。

最初のうちは、なかなか自分自身で自律神経のバランスを高いレベルで整えるのは難しいでしょう。ですが、「ココロ炉」アプリで一日何度もチェックすることで、自分がどんな状態のときに「能力発揮タイプ」になったのか、メモをとることをオススメします。

例えば、自分は仕事の合間に大好きなハーブティーを飲むと、自律神経が高バランスな状態になる、ということがわかれば、仕事で集中する前にハーブティーを飲んで、自律神経を整えておくといいでしょう。

このように自分の今の状態をまめにチェックすることで、自分にとって理想的な状態がどのようなときなのか具体的にわかるようになります。

さらに、理想的なバランスをキープするアドバイスは、P103をお読みください。

②やや能力発揮タイプ（やや理想）↓アドバイスはP106へ

理想的な状態です。交感神経と副交感神経がバランスの良い状態なので、冷静な状態で物事に集中できる状態にあります。

このタイプに該当すると、自律神経が安定しているので多少のストレスには強くなり、集中力を発揮しやすくなります。

このタイプになるときは、たいてい自分の好きなことをしているとき、自分が望んだものを得たとき、好ましい人間関係に身を置いているときに「やや能力発揮タイプ」になることが多いようです。

もちろん、自律神経的には安定しているので、公私ともにアクティブに過ごせる状態です。身体的にもとくに不調もなく、ストレスや疲れを感じていない状態だと言えます。

ただ、①の「いきいき能力発揮タイプ」に比べると、**何か外的要素がマイナスに傾くと「交感神経」が優位になりすぎたり、「副交感神経」が優位になりすぎたりして、バランスを崩すことにもなります。**

例えば、想定外のトラブルに見舞われたり、自分にとって好ましくない人物が接触してきたり、日中、動き回って疲れが出たり、いきなり緊張する場面に遭遇したりすると、とたんにバランスが悪くなることがあるからです。

今のバランスの良い状態を、さらに理想的なバランスにしていくアドバイスを、P106に紹介しています。ぜひ参考にしてみてください。

③頑張りすぎタイプ（ストレス気味）↓アドバイスはP108へ

現代人にもっとも良く見られるパターン。アクセルばかり踏んでいてブレーキがきかない状態です。ついついオーバーワークになってしまいます。ここ数日を振り返ってみてください。仕事がハードで睡眠不足ではありませんでしたか？　嫌な出来事が続いてストレスがたまっていませんか？

このようにつねに自分自身に「疲れていてもやらなければならない」とか「休んではいけない」と、リラックスする時間を作らないと、どんどん交感神経ばかりが研ぎ澄まされ、心身ともに消耗してしまいます。

一時的に「頑張りすぎタイプ」が出るならいいですが、何度チェックしても、この「頑張りタイプ」が出る場合は、自律神経

が「少し休憩して心身ともにリラックスしましょう」というサインだと思ってください。

具体的なアドバイスは、P108でしっかり紹介しています。このタイプがつねに該当する人は、気持ちのどこかで「休むことに罪悪感」を感じているケースが多いようです。

仕事や家事でゆっくりする時間がないときでも、ほんの15分でもいいので、リラックスタイムを設けるようにしましょう。

もともと頑張り屋で完璧主義な人が多いので、休憩する習慣がない人も多いのですが、「休む＝自律神経を整える」ことで自律神経のバランスが良くなり、これまでアクセルばかり踏み続けてしんどかったことが、スムーズに行えるようになります。

まずは、ゆっくり好きなお茶や音楽を聴いて、ピリピリした自律神経を癒してあげましょう。

④やや頑張りすぎタイプ（ややストレス）↓アドバイスはP111へ

交感神経が優位なので緊張状態が続きます。集中力はありますが、この状態が続くとストレスに負けてしまう可能性があります。

もちろん、交感神経が優位だからこそ、人間は敏捷に動くこともできますし、危機的状況から逃げることもできるので、一時的にこのタイプなら問題はありません。

もしチェック項目でこのタイプが出たら、この状況が日常的なのか、一時的なのか振り返ってみましょう。

何度チェックしても、この「やや頑張りすぎタイプ」になる場合は、いつも交感神経が優位で、オーバーワークになっているかも。

疲れがなかなか抜けない、いつもイライラするという自覚症状がある場合は、交感神経がつねに高く、副交感神経の働きが悪い状態にある、と自覚しましょう。

早めに対処することで、自律神経のバランスを良くすることは可能です。詳しくは、Ｐ111に具体的なアドバイスやオススメの音楽を紹介しています。

自分が「心地いい」と感じる方法で、少しでもリラックスする状態を意識して作りましょう。

ストレスもたまっている状態なので、自分で仕事や家事の区切りをつけるのもいいでしょう。

例えば、「15時になったら、休憩タイムにしよう」とか、「週末には何も予定を入れずに、少しのんびりしよう」と、リラックスするためのスケジュールを組むのもいいでしょう。

⑤のんびりタイプ（のんびり）

↓アドバイスはP113へ

たとえ副交感神経が優位でも、交感神経が低い状態ではアクセルがきかずに何事もノロノロ運転になってしまいます。

朝起きてすぐや、夕食後にのんびりしているときなら問題ありません。ただ、日中の活動する時間帯でもつねに「のんびりタイプ」に該当してしまう人は、仕事や家事などパフォーマンスに影響してしまうかもしれません。

自分自身のここ数日を振り返って、ストレスはないものの活動的になれていないと感じたら、意識して交感神経をアップするようにしましょう。

もともと副交感神経が高いのですから、あとは交感神経がバランス良く上がってくることで、自律神経がバランスよく整っ

てくるはず。 Ｐ113で具体的に交感神経を上げるアドバイスをしています。

例えば、朝起きて出かける前に軽く体操をする、駅までの道をウォーキングする、軽快な音楽を聴いてテンションを上げてみるのもオススメです。

いつも「のんびりタイプ」の人は、生活パターンが昼夜逆転タイプも多いようです。

夜遅くまで起きて、昼過ぎまで寝ているような生活を続けると、どうしても交感神経が上がってくるまでに時間がかかってしまいます。

副交感神経のスイッチばかりが入っていた状態を、交感神経にもスイッチを意識的に入れるよう、生活の中で意識するだけで、心身ともにもっとアクティブになれるはずです。

⑥ややのんびりタイプ（ややのんびり）

↓アドバイスはP115へ

心身ともにお休みモードになっています。リラックスできていますが、交感神経が低いままだと仕事や家事をする際にはスローペースになってしまいます。「のんびりタイプ」ほどではないですが、交感神経が上がってないので、なかなか活動的になれていない状態です。

夕方から夜にかけて、このタイプに該当するならば問題ありません。ただ、日中いつもこの「ややのんびりタイプ」になっているようなら、意識して交感神経を上げるようにしましょう。

いつも自律神経がのんびりモードになっていると、短期決戦でスピードが要求される作業や仕事、または集団作業でチームで足並みを揃えて行う作業などで、ペースに合わせられなかったり、

目標を達成できないことになってしまうかもしれません。

自分のペースで過ごせるうちはいいですが、交感神経を高めることで、やる気や集中力を上げていき、パフォーマンスがぐんと上がることは間違いないでしょう。

具体的には、Ｐ115でアドバイスやフォロー、テンションを上げていく「音楽」をオススメしています。

リラックスタイム以外で、いつもこのタイプに該当しているなら、ぜひ交感神経を意識して上げることで、ぜひアクティブな自分を取り戻すようにしてみてはいかがでしょうか。

⑦ぐったり無気力タイプ（ぐったり）

↓アドバイスはP117へ

ストレスの多い生活や睡眠不足が続くと、交感神経と副交感神経の両方の働きがダウンしてしまい、何事にも無気力になってしまいます。

朝、なかなか起きられない、何事もやるのが億劫だ、身体がだるくて眠気がある、といった症状が続くようだと、交感神経が鈍ったままになっている可能性があります。

何度チェックしても、このタイプに当てはまってしまう場合は、意識して交感神経を上げる動きをしましょう。

このまま「のんびりタイプ」のままになってしまうと、何事も無気力になってしまい、ひどい場合はうつ傾向になってしまう可能性が。

このタイプに該当するのが一時的ならいいですが、いつチェックしても当てはまってしまう場合は、**まず自分自身にかかっているストレスの原因が何かを知って、それを解消するようにしてみましょう。**

日常できるアドバイスやフォローは、P117に詳しく紹介しています。自律神経の働き自体が落ちている状態なので、睡眠、食事、ストレスを上手にコントロールして、規則正しい生活パターンに戻すことが第一です。

頑張りすぎてぐったりしているなら、無理をせずに休み、体調を整えていくと、自然と自律神経のバランスも整ってきます。そのきっかけとしてぜひ本書を大いに活用してみてくださいね。

⑧ややぐったり無気力タイプ（ややぐったり）↓アドバイスはP119へ

一時的な疲労やストレスから交感神経と副交感神経の働きが落ちている状態です。この状態が長く続くと慢性的にぐったり状態が続いてしまいます。

まずは、ストレスや疲労の原因が何からきているのか知ることからはじめましょう。

一時的に、ぐったり無気力でもストレスの原因が解消されなければ、いつも心身が晴れない状態が続くことになります。

身体の声をしっかり聞いて、無理をせずに今のうちにしっかり休むこと、リラックスすることが早くリカバリーできるコツです。

P119に具体的なアドバイスやフォローを紹介しています。まず交感神経を上げたほうがいいのか、副交感神経を上げたほうがいいいのかは、ケースバイケースですが、どちらかが上がってくれば、自然と片方も上がって、バランスが整ってくるようになります。

日中は活動的で夜になると、このタイプなら問題はありませんが、昼間もずっとエンジンがかからないようであれば、自分にぴったりとくる方法をいろいろ試してみましょう。

ヨガ、マッサージ、アロマ、入浴、ウォーキング、音楽、趣味など、自律神経を整うポイントとしては、自分が「心地いい」と思うことが一番です。

8つのタイプは常に変化する

結果は、いかがでしたでしょうか？　ここでひとつお伝えしたいのは、この結果はあなたの「今の状態」を示していることです。

占いの性格判断のように、一度、判断されたら変わらないものではありません。今の生活パターン、今の身体状態によって結果は変わってきます。

例えば「ぐったり無気力タイプ」でも、今の生活パターンの見直しや有効なリラックス法をマスターすることで、交感神経と副交感神経のバランスは良くなる、ということです。

人の身体は、毎日、その都度、変わっていきます。

そんな繊細な身体の調子をきちんと把握して、データ化できるのが「ココロ炉」の最大のメリットです。

朝昼晩、気になったときに指先をスマートフォンのカメラ部分に30秒触れるだけで、今の自分のストレス状態をすぐにチェックすることができます。

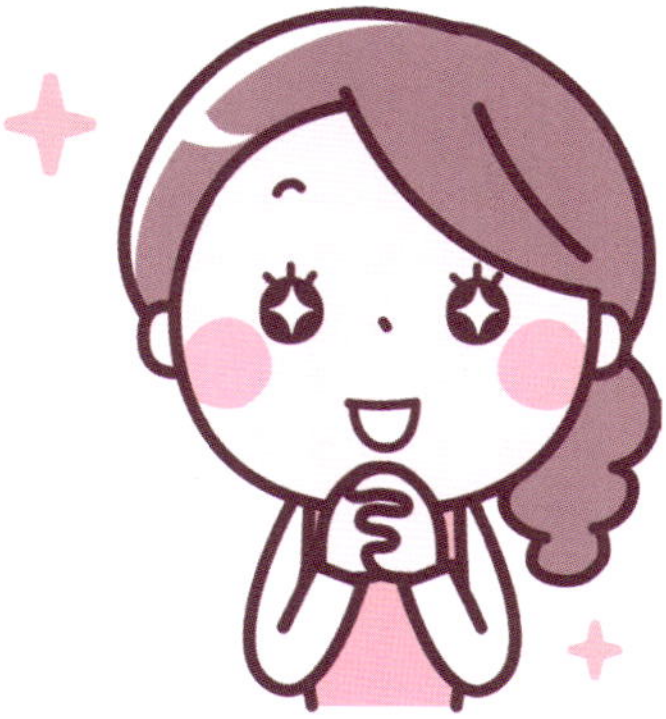

3章

自律神経のバランスを整える 8つのタイプ別アドバイス

自律神経のバランスを整えればもっとアクティブに健康になれる！

今の自分のタイプがわかったところで、それぞれのタイプに合ったアドバイスを紹介します。

「ココロ炉」アプリでも、タイプ別にアドバイスをお届けしていますが、ここでもしっかりアフターフォロー法をお知らせします。

交感神経が高めで副交感神経が低い人には、副交感神経を上げるアプローチを、逆に副交感神経が高めで交感神経が低い人は、交感神経を上げるアプローチをぜひ実践してみてください。

①いきいき能力発揮タイプ（理想）へのアドバイス

あなたのコンディションは心身ともに理想的です。このまま一日、絶好調で過ごせるように以下のことを実践してみましょう。

●腹八分目を心がけて

食事の前に水（できれば常温）または白湯を飲みましょう。食事の量は腹八分目を心がけ、よく噛んで味わいながら食べてください。咀嚼の動作そのものに意識を向けて食べることで身体全体にさらにエネルギーがみなぎってきます。

●深呼吸でリフレッシュ

せっかく交感神経と副交感神経のバランスが良くても、緊張が続くと、あっという間に交感神経が優位となってしまいます。仕事で疲れたな、と感じたら、大きく伸びをしながら深呼吸して、全身の筋肉をゆるめましょう。一日に何度もくつろぐことが大切です。

●呼吸法をマスター

1日に何度か「スカ・プラーナーヤーマ」という呼吸法を行なうのも効果的。

両鼻でゆっくり吸って、両鼻から倍の長さで吐く1：2の比率呼吸です。

20秒で吸って40秒で吐く、1分間に1呼吸が自然にできるように練習してみましょう。

一日に何度もリラックスしてくつろぎ、「すべてうまくいっています。ありがとうございます」と心の中で唱えながら感謝の気持ちになると、自然と副交感神経の働きが良くなり、つねに心身が理想的なバランスで過ごせます。

（出展：『引き寄せヨガ』YUKIKOより）

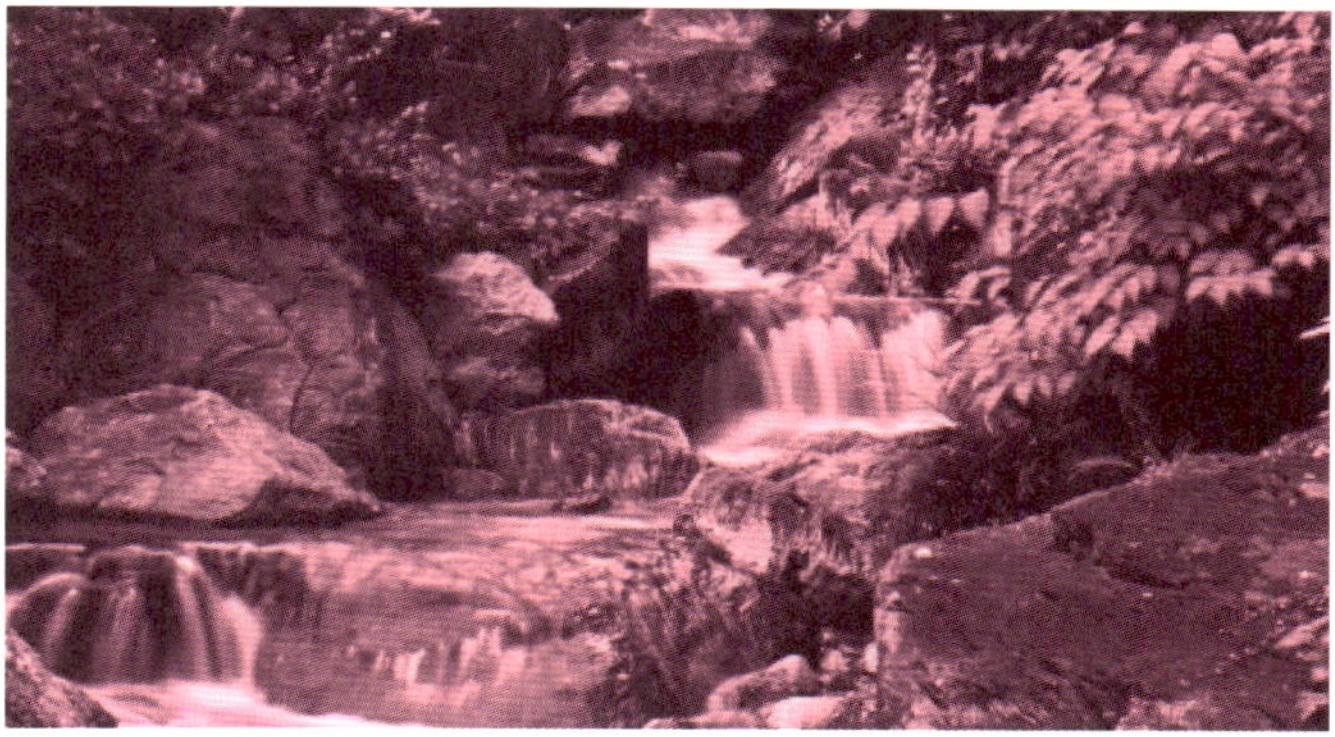

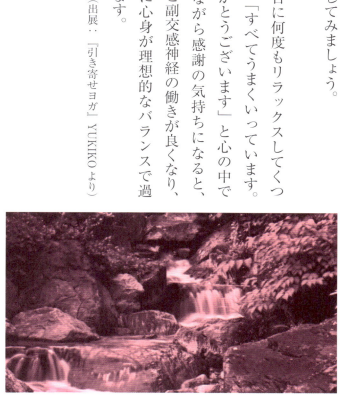

②やや能力発揮タイプ（やや理想）へのアドバイス

あなたのコンディションは心身ともに良好ですが、最高の状態にはあと一歩です。そんなあなたにオススメなのが、「笑顔エクササイズ」です。

●笑顔エクササイズ

笑顔というのはとても大切なものです。人とのコミュニケーションにおいても、自分の心にとっても、笑うという行為は良い結果を導き出してくれます。

そしてこの笑顔にも、より多くの効果が出る秘訣があります。

笑顔になると、口角が上がります。この時、前頭筋・眼輪筋・頬筋・口輪筋など、いろいろな表情筋が動くので「ニヤッ」ではなく「ニコッ」と笑うようにしてください。

どこの筋肉がどう動く、ということを意識しながら笑顔をつくって下さい。意識をすることによって、より心と体に効果が出ます。

笑顔が苦手な人もいますが、緊張せずにやってみてください。交感神経と腹腔感心家印バランスをとることができます。

特にお風呂上りは、血流が良くなっているので有効です。

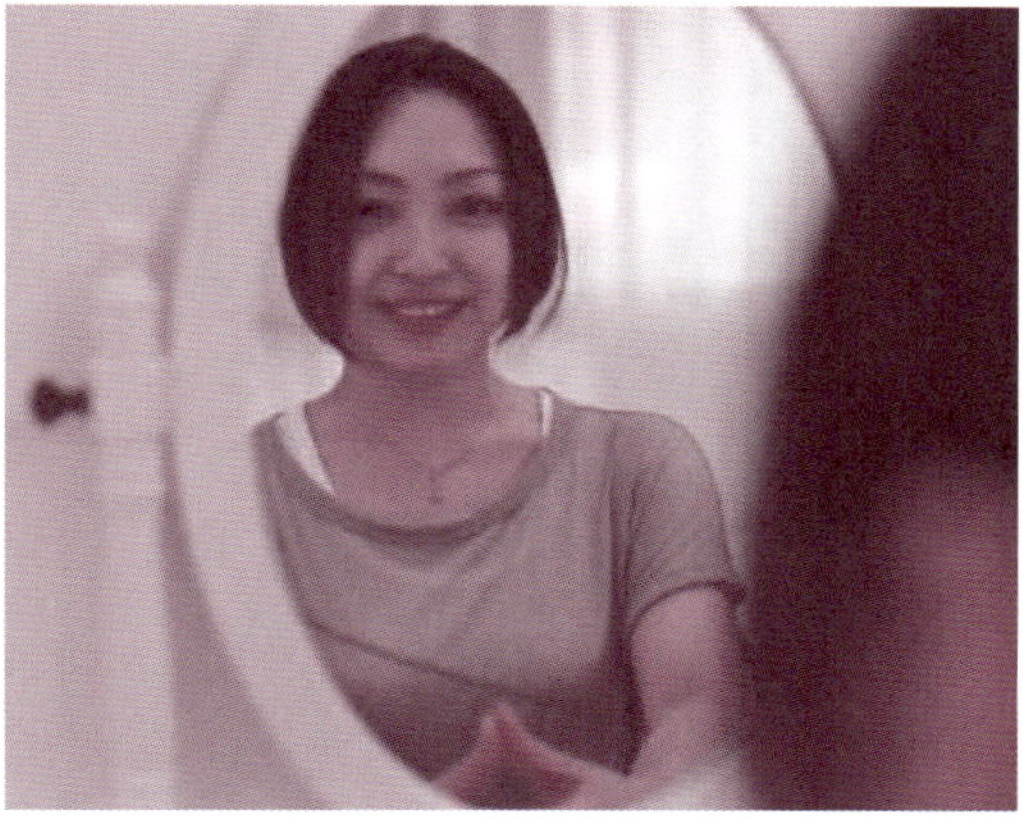

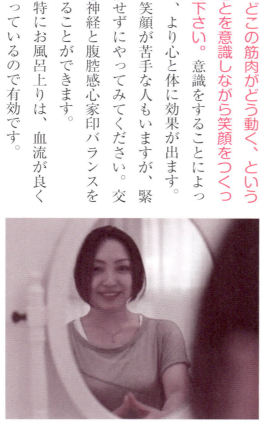

③頑張りすぎタイプ（ストレス気味）へのアドバイス

あなたのコンディションは心身のバランスがかなり乱れていま す。誰でも一時的にストレスがたまることがあったり、落ち込んだり、イライラすることはありますが、これが日常的にずっと続くと心身ともに支障をきたします。

そんなときは、以下の方法でリカバリーしてみてください。

●肩甲骨を鍛えましょう

運動不足、姿勢の悪さは、血流やリンパが滞り、ストレスを感じるだけでなく頭痛などに繋がってしまいます。

それを解消するには、**肩甲骨の筋肉を鍛えるのがオススメ。**肩甲骨の筋肉が低下していると、背中が丸くなり肩こりを起こす大きな原因となります。簡単にできる体操があるので、是非やってみてください。

まず、両手をおしりのあたりで組みます。そのままひじを曲げずにゆっくりと持ち上げていきます。（痛みがある場合は無理せずに）肩甲骨のあたりまで持ち上げたら、その状態のまま20秒キープ！

そのあとすっと力を抜き、腕をおろします。これだけでかなり血流がよくなります。

●自分の良いところを書き出す

頑張りすぎが続くと、完璧を目指すあまり、逆に自分自身を厳しく評価しがち。さらに「もっと頑張らなければ」と自らプレッシャーをかけて、さらにストレスを貯めるという悪循環に陥ります。慢性的に、「頑張りすぎタイプ」になってしまう人は、**「自分の良いところを30個」**書き出してみてください。

最初はなかなか書けないかもしれませんが、慣れてくると、自分を客観視してみれるようになり、「自分もなかなか頑張っているな。たまには自分にご褒美をあげようかな」という気持ちになってくると思います。

こうやって自分の良いところ、頑張っているところ（＝強み）を」理解することで自己肯定力をアップします。

自分を認めて、自分にご褒美をあげられる人が、上手にＯＮとＯＦＦを切り替えることができるのです。

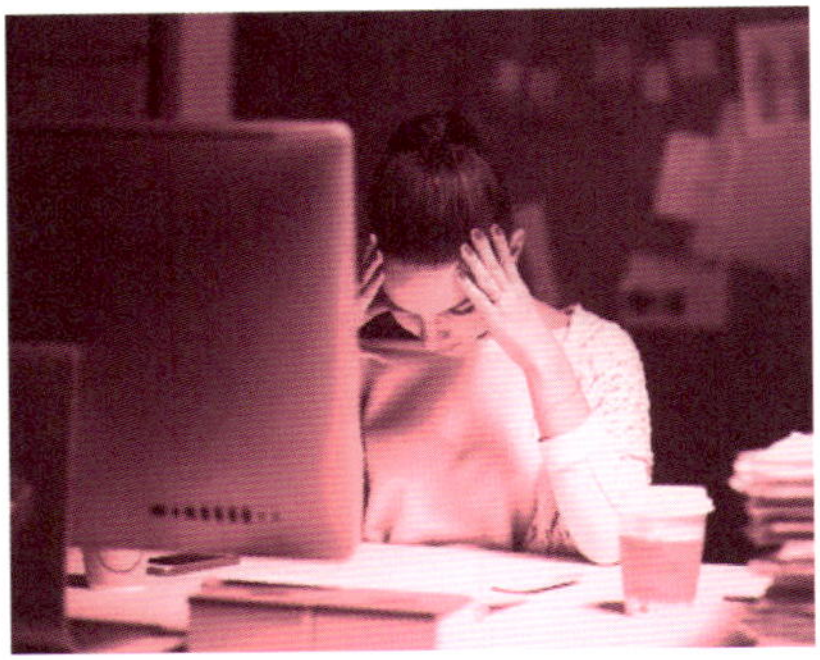

④やや頑張りすぎタイプ(ややストレス)へのアドバイス

あなたのコンディションは心身のバランスが少し乱れて、副交感神経の働きがやや落ちています。こんなときは、ストレスの緩和や気分を落ち着かせる効果のある、アロマ(精油)の香りがオススメです。

●アロママスクの作り方

やり方は簡単。まず、マスク、アロマ、コットン1枚、ジップロックなど密封できる袋を用意します。

好みのアロマをコットンに2～3滴を垂らし、コットンとマスクをジップロックに一緒に入れます。そのまま1日おいておけば、マスクにアロマの香りがついて、アロママスクの完成です。

マスクを複数枚入れて、作り置きしておくと便利です。このやり方で香りの刺激が強すぎる場合はアロマスプレーを用意して、マスクに吹きかける方法もおすすめ。

ストレス解消効果にオススメのアロマには、イランイラン、ラベンダー、サンダルウッド、ダマスクローズなどがあります。その日の気分に合わせて使い分けるのもいいかもしれませんね。

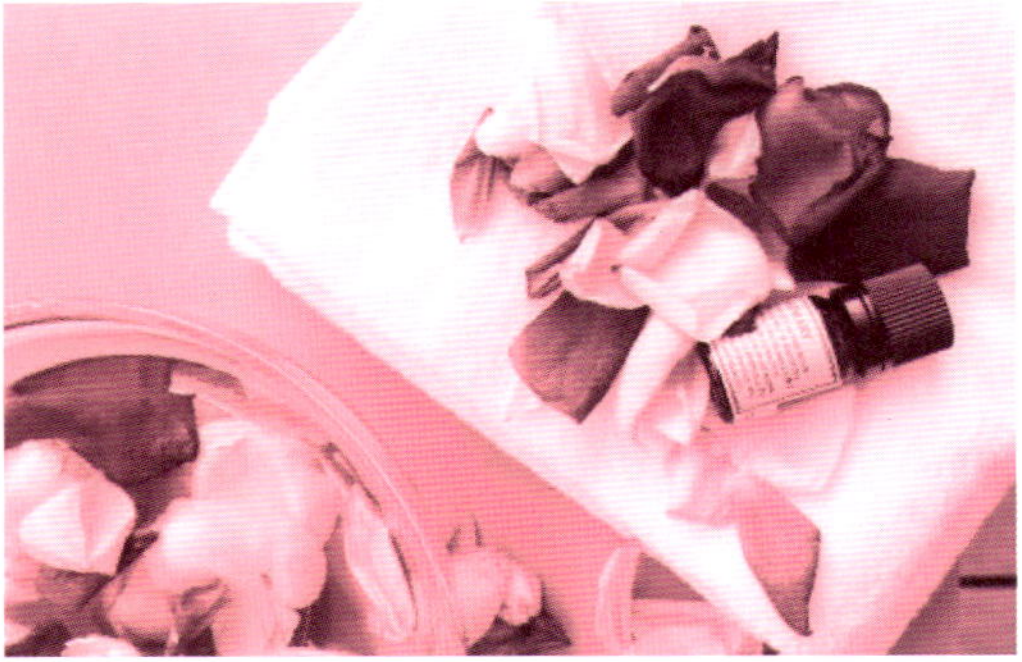

⑤のんびりタイプ（のんびり）へのアドバイス

あなたのコンディションはリラックスし過ぎており、活動的なエネルギーが落ちています。こんなときは、交感神経をアップさせる動作を心がけましょう。

●肩甲骨をグルグル体操

すべての動作を意識的にテキパキ行うように心がけましょう。歩くときは**背筋を伸ばし肩の力を抜いて1秒間に2歩くらいのペースでリズミカルに**歩くようにしてみましょう。

その際、肩甲骨を意識して、肩周りをグルグルと良く動かすようにしましょう。前かがみになると呼吸が浅くなり活動的になれません。上体を姿勢良く保ち、つねに深い呼吸を心がけてください。呼吸に意識を向けて、浅いなと感じたらときどき深呼吸しましょう。

●イエローで活気をプラス

太陽や鮮やかなヒマワリを想像させるような「イエロー」は、エネルギーを引き出してくれるカラーです。のんびりとした気分から、外に出て楽しい気分を味わいたいと脳のスイッチを切り替えてくれる役目も果たしてくれます。意識的にファッションなどに、イエローを取り入れてみましょう。

自然と気分が明るくなり、活動的になることで良好な人間関係を築くことができます。

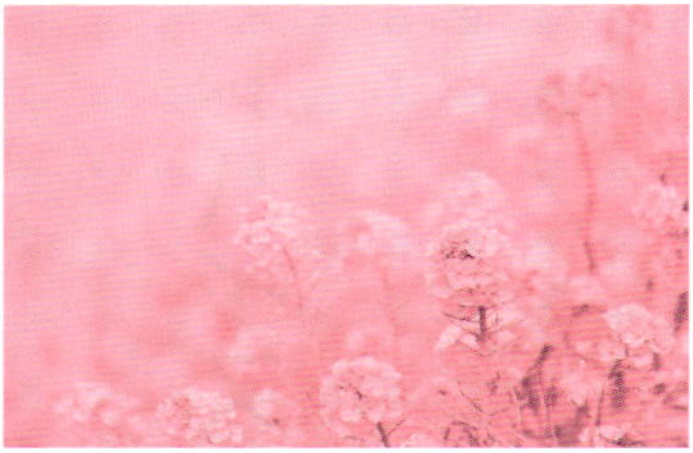

⑥ややのんびりタイプ（ややのんびり）へのアドバイス

あなたのコンディションはややリラックスし過ぎており、活動エネルギーが少し落ちています。以下の方法で、全身に活力をみなぎらせましょう。

●朝陽を浴びる習慣を

朝起きて太陽の光を浴びると、体内でセロトニンが増えると言われています。家からあまり出ずに夜型の生活をしていると、セロトニンの分泌量が不足して、心身ともにエンジンがかかりづらくなります。

朝日を浴びるのは、5分程度でOK。起床後に浴びるのが効果的です。

●ヨガの魚のポーズ

イラストのようなポーズをしながら、複式呼吸を3分間行います。ポイントは、お腹を引っ込めたまま胸が左右に大きく広がるのを意識すること。鼻から大きく吸って、口からゆっくり吐きましょう。

リラックスした状態でしばらく目を閉じ、アクティブに過ごしている自分をイメージすると、なお効果的です。

（出展：『引き寄せヨガ』YUKIKOより）

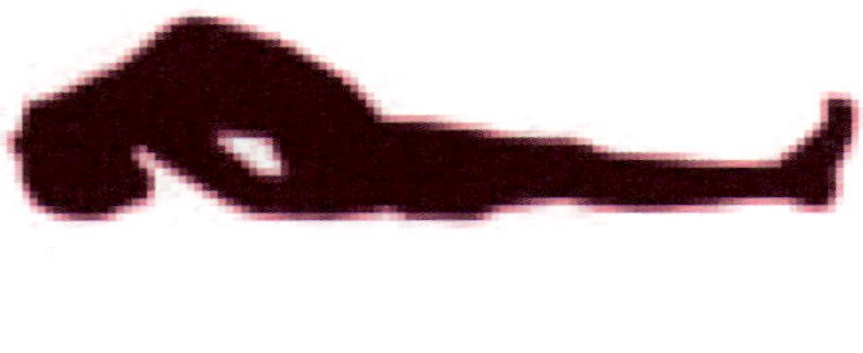

⑦ぐったり無気力タイプ（ぐったり）へのアドバイス

あなたのコンディションはかなりパワー不足で、交感神経と副交感神経がともに不活発な状態です。こんなときは、頭皮のツボ押しが効果的です。

●頭のツボでリフレッシュ

頭の筋肉を使いすぎるとコリができて筋肉が硬くなり、それがストレスにつながってしまいます。効果的なツボは以下の3つ。

・百会（ひゃくえ）　・天柱（てんちゅう）　・風池（ふうち）

百会は、眉間から頭のてっぺんを結んだところと、左右の耳から頭のてっぺんにかけて交わったところにあり、自律神経を整えます。

天柱は、首の後ろの2本の筋の外側の髪の生え際部分のへこんだところにあり、肩やうなじのコリに効果的です。

風池は首の後ろで後頭部の境目の、天柱の指2本分外側にあります。血行促進、肩こり、背中の痛み、頭痛や眼精疲労に役立ちます。ツボを押すときは指の腹を使い、5秒ほど力をかけて押し、また5秒ほど力を抜くのがポイント。スローなテンポで行いましょう。


（出展：ヘッドスパ専門『頭美人』）

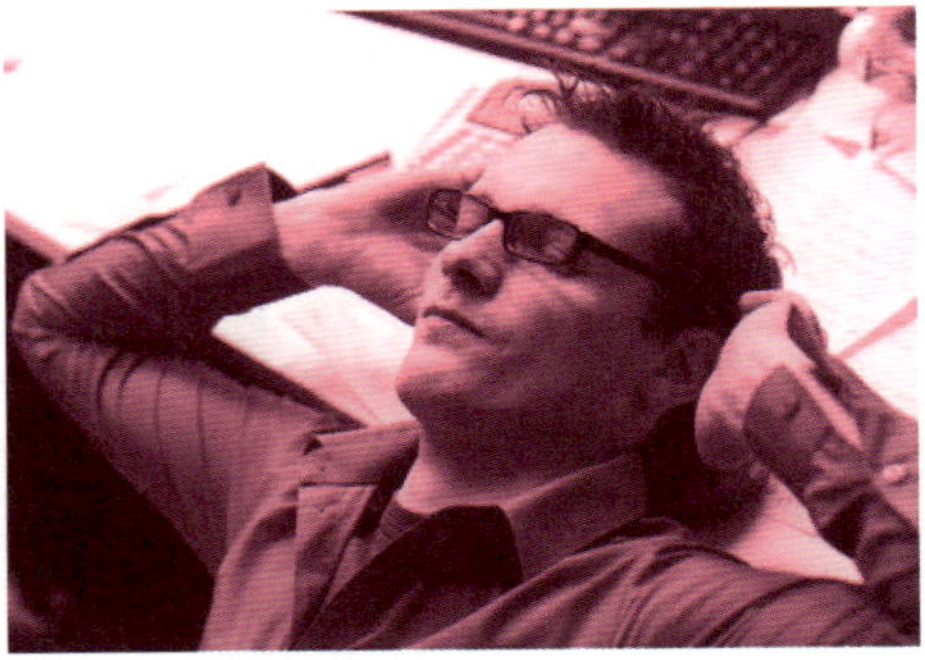

⑧ややぐったり無気力タイプ（ややぐったり）へのアドバイス

あなたのコンディションは少しパワー不足で、エネルギーがやや落ちています。このままではパフォーマンスが落ちたままで成果を得られません。以下の方法で、心身のバランスをまずは整えましょう。

●ウォーキングでストレス解消

コンディションアップにはストレス軽減が必須。ストレスを軽減させるまずはストレスとなっていることを自覚し、それを無くしていくことです。

最適な方法の1つとして適度な汗をかいて身体を動かすことが有効です。例えば、ウォーキングを行い、全身の血流アップを行うと、身体のだるさを緩和することができます。

●頭皮マッサージでストレス解消

シャンプーなどをする際に、頭皮を手の指の腹で、しっかりとマッサージしてあげましょう。頭皮マッサージはリラックス効果が高く、抗ストレスに役立つβ・エンドルフィンが分泌されます。

●アロマでリラックス

ストレスをしっかり解消させるためには、しっかり睡眠をとって脳を休ませることが大切です。

寝る前に、お気に入りのアロマオイルやお香を炊くなど、自分が好きな香りを嗅ぐことで気分をリラックスさせてあげましょう。
ラベンダーオイルは、心を落ち着かせる働きがあるのでオススメです。

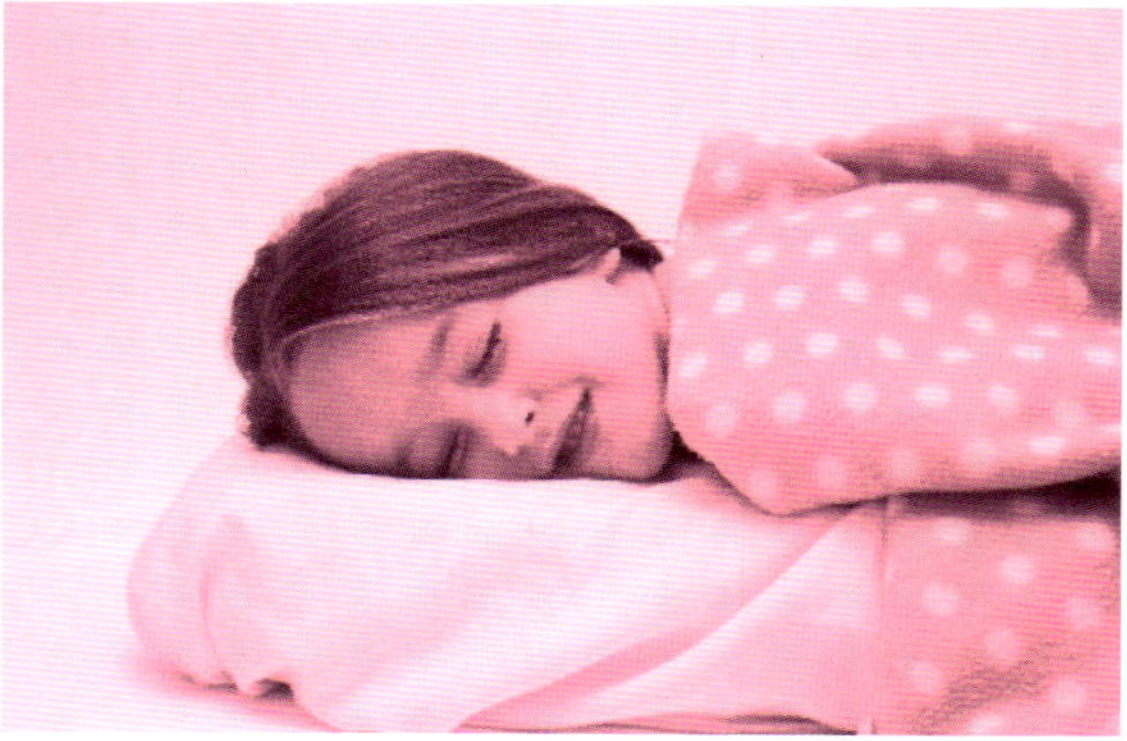

音楽を聴くだけで自律神経が整い、パフォーマンスが上がる！

タイプ別のアドバイスをご紹介したところで、さらに自律神経のバランスを整えて、パフォーマンスを上げることができるのが「音楽を聴くこと」です。

「ヒーリング音楽」というものがありますが、これは心理的な安心感を与えたり、気持ちをリラックスさせたりするために作られた音楽です。癒し音楽と呼ばれています。

また、小川のせせらぎや、波の音など、自然界の音を聞くとリラックスできると言われています。この自然界の音には、リズムの一定ではない「ゆらぎ」があって、この「ゆらぎ」は規則的なものではありません。なので、自然界の音を聞くことでリラックスできるのは、「1／f（周波数）ゆらぎ」の効果があるからだと言われています。

この「1／fゆらぎ」の効果が、「ヒーリング音楽」には多く見られます。

では、実際にはどういう「音楽」が自律神経に良いのでしょうか？

これについて多くの実証データで検証したところ、

1、自分が好きだと思う音楽
2、聴くと気分がほっとする音楽
3、聴くと元気になる音楽

ということになります。ジャンルは問いません。なぜなら、もともとクラシック音楽が好きな人なら、ショパンやモーツァルトの曲は効果があっても、クラシック音楽が苦手な人が聴けば、効果が出ないからです。それよりも自分が好きなパンクロックのほうが元気が出て癒されるからです。

ただ、本当にストレスがたまって気分が落ち込んでいる人は、なかなか自分から音楽を楽しむ気持ちのゆとりがありません。

そんなときはぜひ、「ココロ炉」アプリでおすすめしている、**4つのジャンルの中で、自分のキモチがしっくりくる音楽をぜひ聴いてみてください。**

音楽を聴くことで、きっとスイッチが入り自律神経のバランスが整ってくるでしょう。

「ココロ炉」アプリ内では提供している癒し音楽を対象に、測定結果からリラックス度が高かった順にランキングで紹介しています。ビッグデータを利用した検証から、それぞれのキモチの測定結果に対し、リラックス効果や自律神経が整った曲を統計してランキングして、その上位の曲をオススメしています。

ココロ炉 ジャンル別 オススメ曲

● Lifestyle

♬ 穏やかな夕日
♬ 暖かい午後
♬ さわやかな空を見上げて

● Asian

♬ ゆったりアジアンビーチ
♬ アジアの風
♬ 懐かしいとき

● Nature

♬ 森のめぐみ
♬ 海辺の思い出
♬ 満点の星空

● Orchestra

♬ 猫のワルツ
♬ 踊る粉雪
♬ 澄んだキモチ

いかがでしょうか？　次の章では具体的に「ココロ炉」アプリのダウンロード法や活用法を詳しくご紹介しています。

ぜひアプリをスマホにダウンロードして、自分の自律神経をチェックし、さらには整えるアドバイスを実践してみましょう。

ますます皆さんが、イキイキ健康になる秘訣が、ぎっしりつまっています！

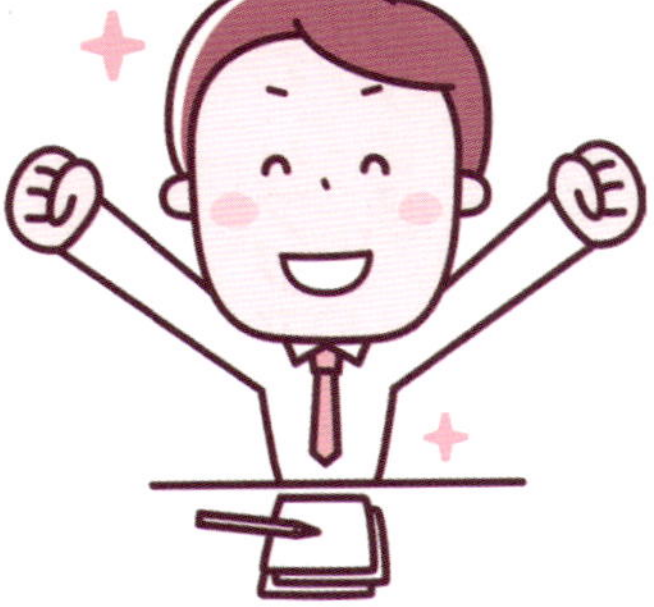

4章

いつでもどこでも
ストレスチェックができる！
30秒で自分にピッタリの
曲がわかる
「ココロ炉」の使い方

30秒でストレスチェック！自分にぴったりのリラックスできる曲を見つけよう！

「ココロ炉」アプリでは、30秒でストレスチェックをすることができ、癒しの音楽を聞いたり、そのチェックしたキモチをカレンダーに記録したり、その時のキモチを友達とシェアしたり、お得なクーポンが貰えたりと、いろいろなことができます。

その中でも特にオススメなのが、音楽です。アプリ利用者が実際に聞いて評価をしたビッグデータで実証された、ランキング上位の音楽の中から、きっと自分に合うリラックスする曲が見つかります。

それでは、アプリの準備から、操作方法、どんなことができるのかを順を追って解説して行きたいと思います。

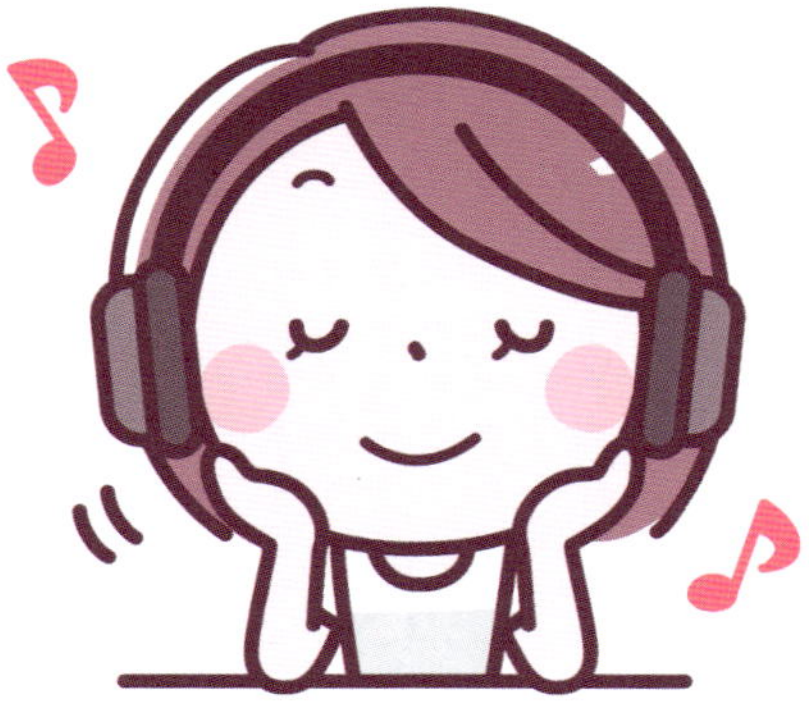

まずはアプリの準備から

「ココロ炉」アプリはスマートフォンで使用するアプリとなっています。また、カメラ機能が搭載されていない端末ではご使用になれませんので、ご了承ください。

iPhoneとAndroidで、ダウンロードの方法が違いますので、ご注意ください。

◯iPhoneの場合

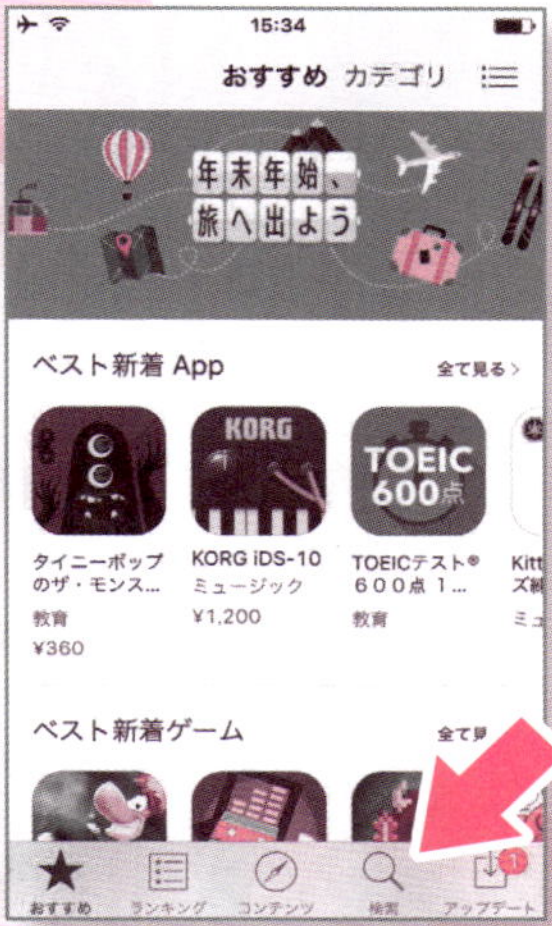

アプリ検索で
「ココロ炉」と検索

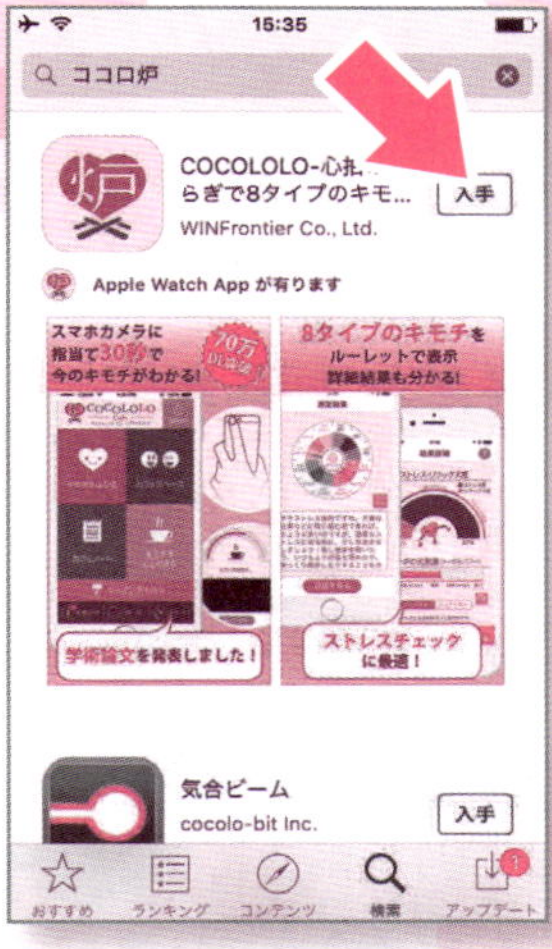

入手を選択

iPhoneアプリ
QRコード

左のQRコードからもダウンロードが可能です（QRコードを読み取るには別途、読み取り専用のアプリが必要となります）。

○Androidのスマートフォンの場合

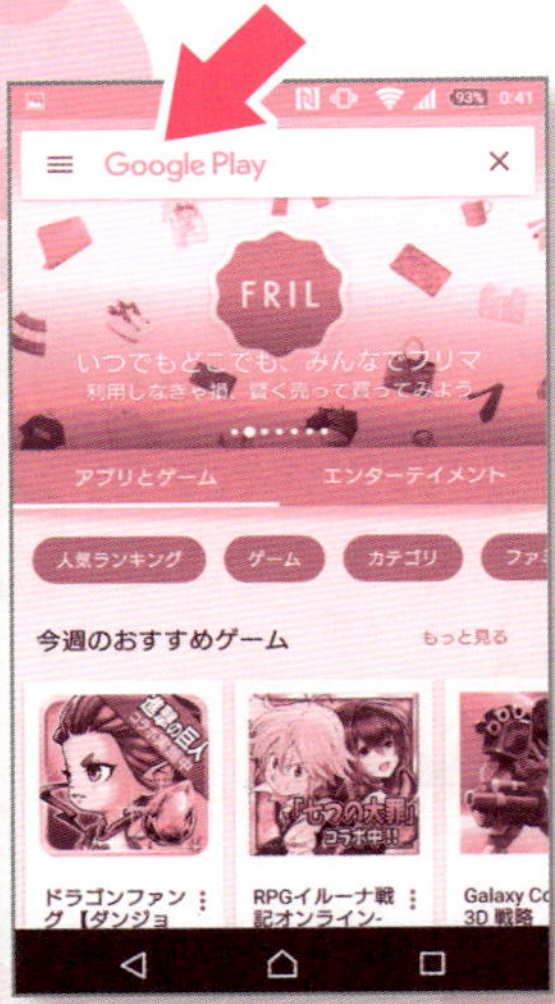

アプリ検索で
「ココロ炉」と検索

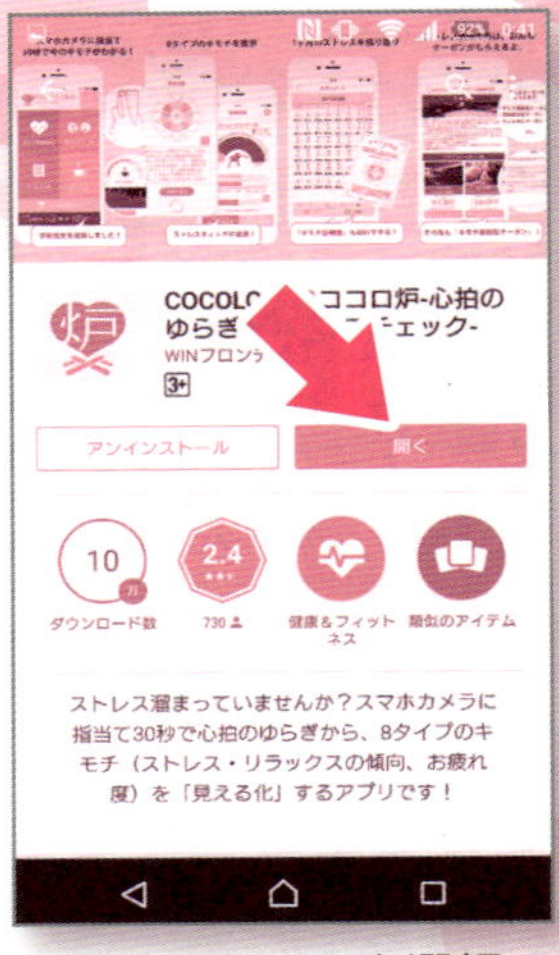

インストールを選択

Android アプリ
QR コード

左の QR コードからもダウンロードが可能です（QR コードはカメラ機能で読み取りが可能です。端末により別途、読み取り専用アプリが必要になります）。

実際に「ココロ炉」を使ってみよう

さっそく、アプリを使ってみましょう。

まず、初回起動時にはご自分の情報を登録していただきます。それぞれ必要な情報を入力して登録を行ってください。

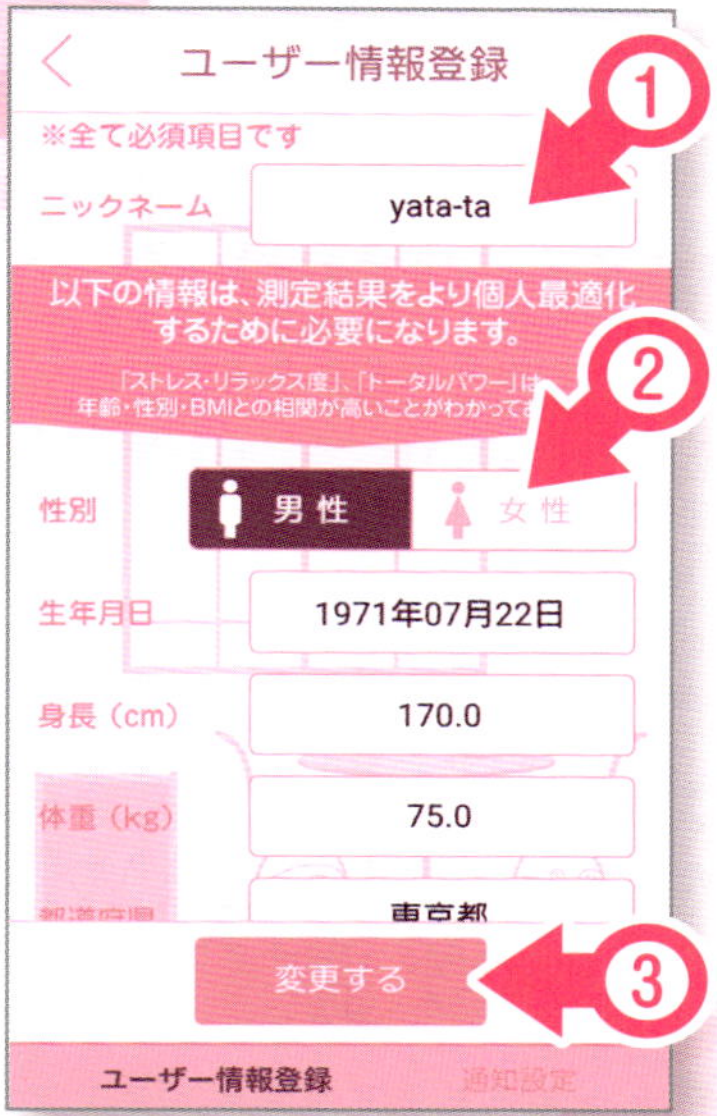
ユーザー情報登録
※全て必須項目です
ニックネーム
yata-ta
以下の情報は、測定結果をより個人最適化するために必要になります。
性別
男性
女性
生年月日
1971年07月22日
身長（cm）
170.0
体重（kg）
75.0
変更する
ユーザー情報登録
通知設定
1
2
3

①既に別のユーザーが登録しているニックネームをしようとした場合は、メッセージが表示される
②測定結果の精度をあげるためにも、正確に情報入力（性別・生年月日・身長・体重・都道府県）
③このパネルをタッチすると登録完了

ホームには様々なメニューが並んでいます。

これから、それぞれのメニューについて解説していきますので、ぜひ、一緒に操作してみてください。

大きくて見やすいパネル表示

キモチをはかってみよう

「キモチをはかる」では、現在のあなたのキモチ・ストレスをイラスト入り測定結果で表示します。

測定結果は8タイプに分類され、ストレス・リラックスの傾向とお疲れ具合をルーレットでわかりやすく表示します。

さらに、詳細結果では現在のストレスとリラックスのバランスが一目でわかるようになっています。

○「今まで何してた？」

「キモチをはかる」を選択すると、測定をする直前まで何をしていたか質問されます。該当すると思われるパネルをタッチしてください。

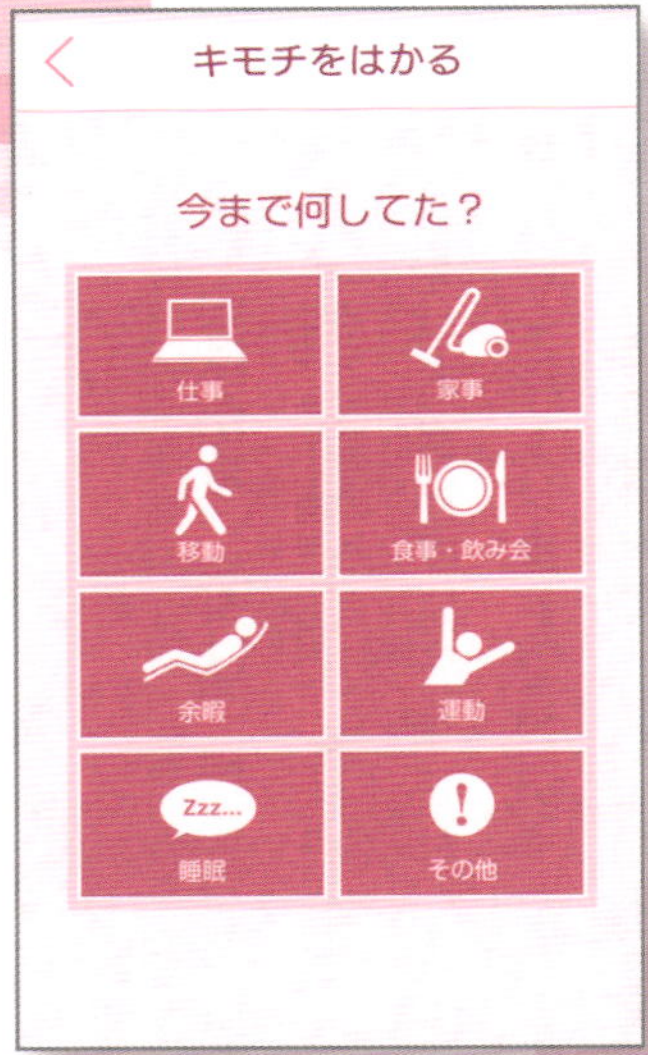

どれにも当てはまらない場合は、その他を選択

◯測定開始！

「今まで何してた？」で、いずれかのパネルをタッチすると測定画面が表示されます。

スマートフォンのカメラのレンズ部分に軽く指を置いて、画面下の「スタート」をタッチすると測定開始です。

測定時間は約30秒。指を離さずに、測定が終了するまでお待ちください。測定終了と表示されたら、画面下の「測定結果を見る」をタッチすると、測定結果画面に切り替わります。

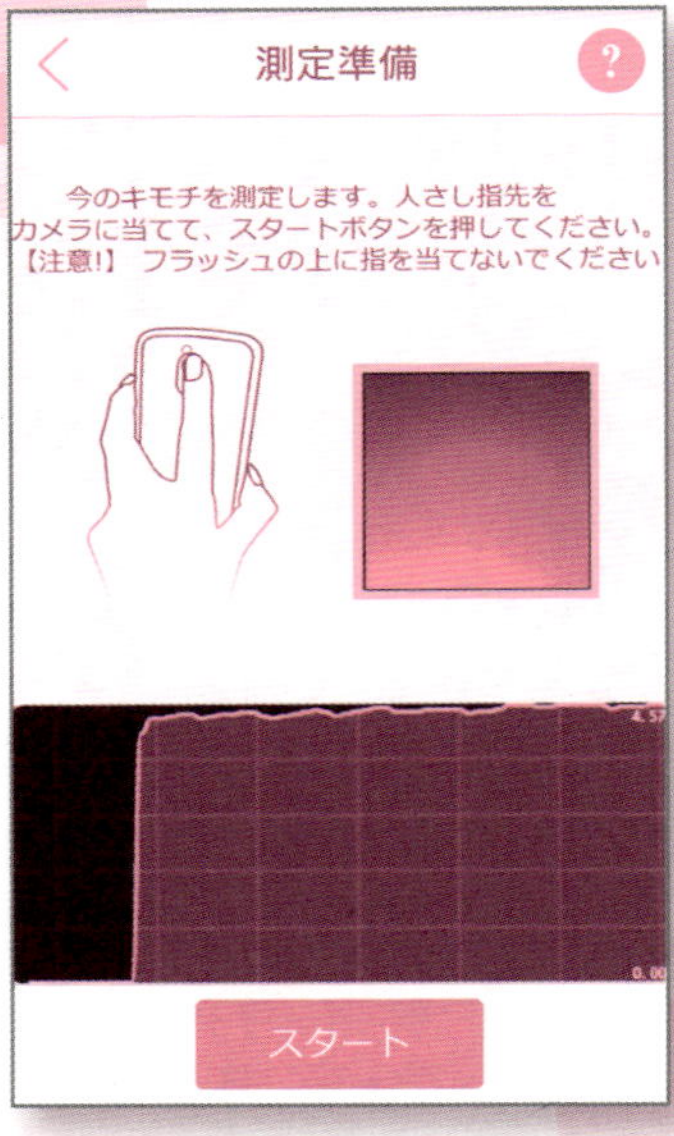

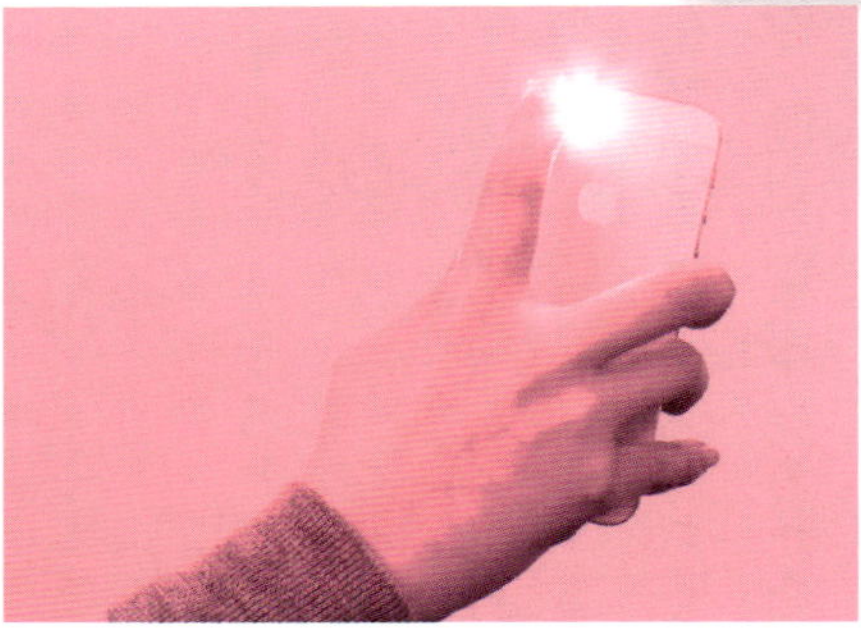

指をカメラのレンズに置いてから、画面下のスタートを押す

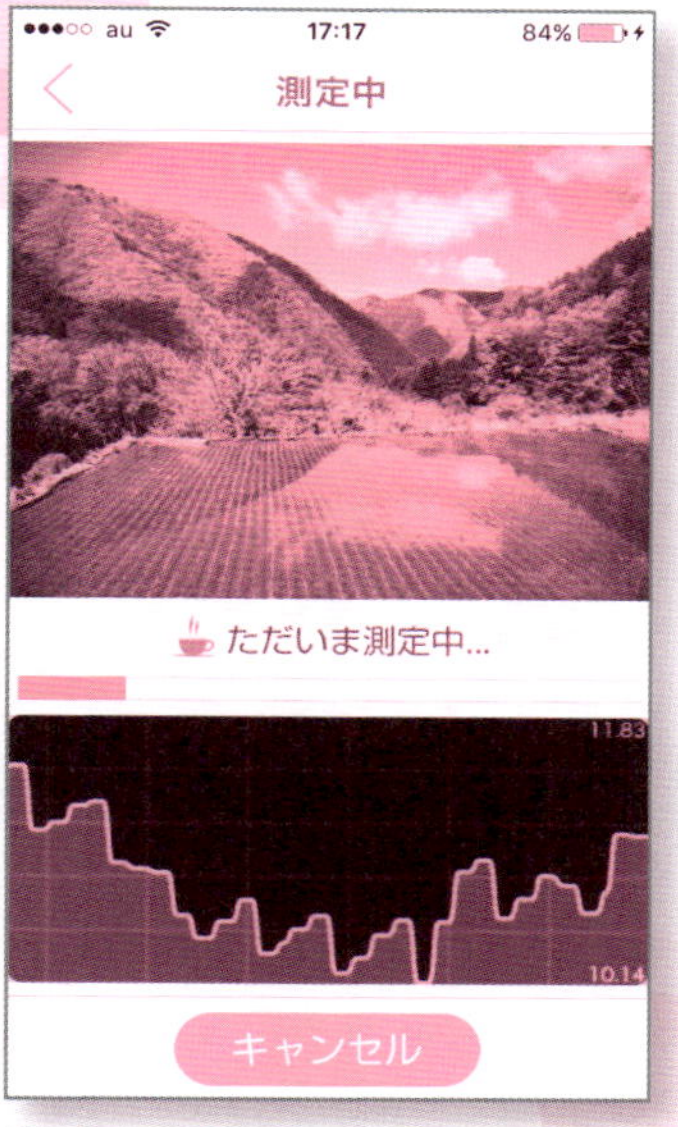

測定中の画面、背景には美しい景色の写真を表示

測定終了までは指を離さない。「測定結果を見る」をタッチすると結果表示

○8タイプのキモチをチェック

測定結果画面では、ルーレットが表示され、今のキモチが8タイプのいずれかで表示されます。

画面中央右のパネルをタッチすると、キモチ証明書の発行へ。画面下の「詳細を見る」をタッチすると詳細結果に切り替わります。

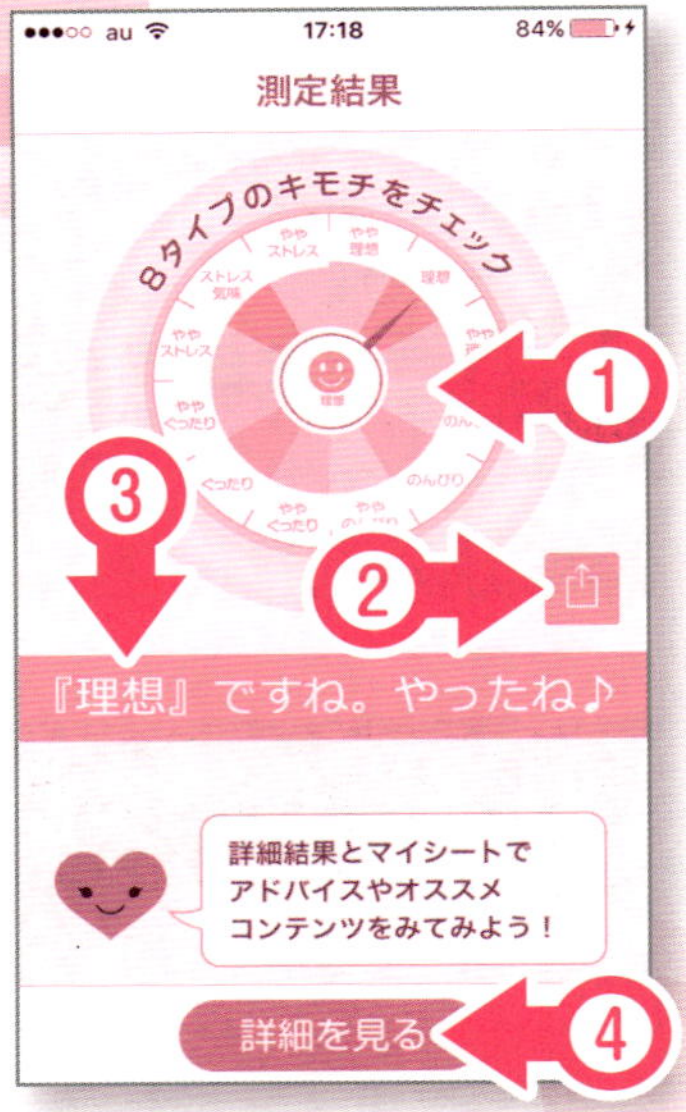

17:18
測定結果
8タイプのキモチをチェック
『理想』ですね。やったね♪
詳細結果とマイシートで
アドバイスやオススメ
コンテンツをみてみよう！
詳細を見る

①ルーレットでキモチの状態を表示
②このパネルをタッチすると「キモチ証明書」画面へ（詳しくはこの後のページを参照）
③今のキモチを大きな文字で表示
④このパネルをタッチすると詳細な結果が表示される

○判定結果が一目でわかるキモチ証明書発行

キモチ証明書は、測定結果が一目でわかるように表示され、自分のキモチを様々な形でシェアできます。Facebookや、twitter、Instagramに対応したパネルがあるので、タッチする事でそれぞれのSNSでのシェアが可能です。

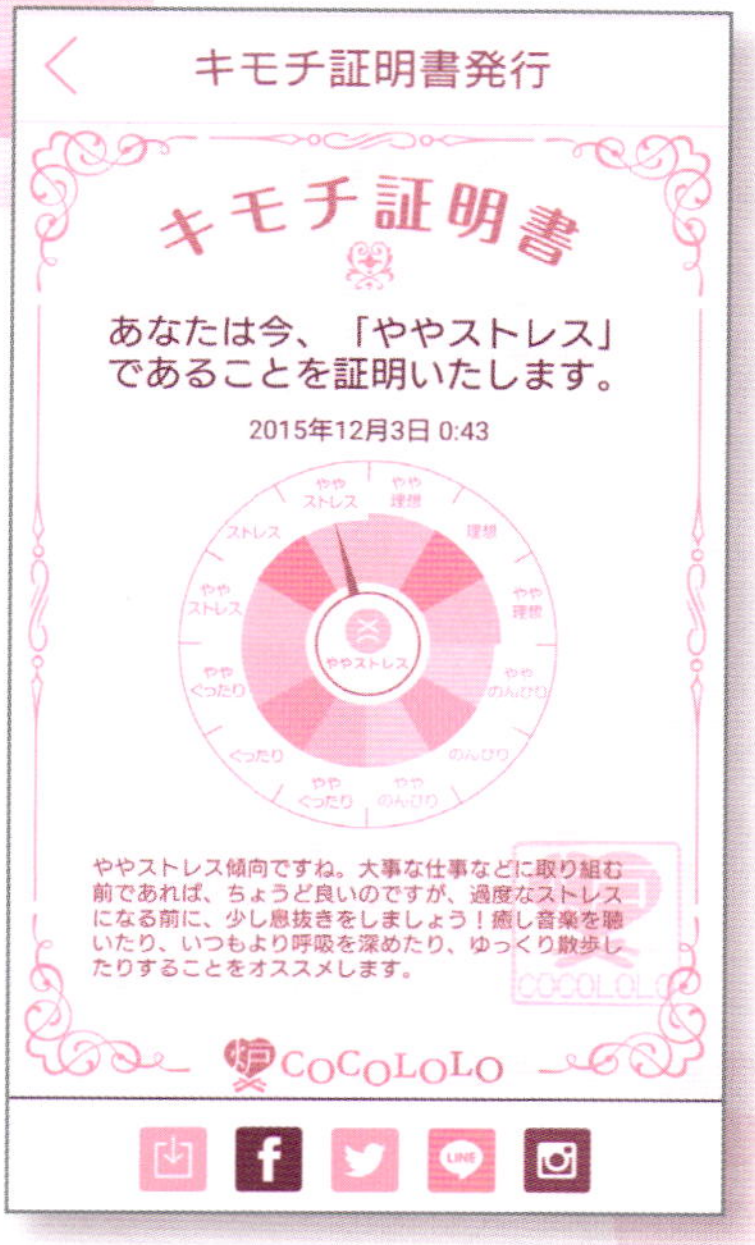
キモチ証明書発行
キモチ証明書
あなたは今、「ややストレス」
であることを証明いたします。
2015年12月3日 0:43
ややストレス
ややストレス傾向ですね。大事な仕事などに取り組む前であれば、ちょうど良いのですが、過度なストレスになる前に、少し息抜きをしましょう！癒し音楽を聴いたり、いつもより呼吸を深めたり、ゆっくり散歩したりすることをオススメします。
COCOLOLO

画面下のパネルで、Facebook、Twitter、LINE、Instagramでシェアすることができる。写真として保存しておくことも可能

○あなたのストレス・リラックス度は何％か？

詳細結果画面ではストレス・リラックス度のバランスが１００％のうち、どのような配分になっているかが表示されます。

また、カラダの元気度がメーターで表示されます。

画面下の「マイシート」を選択すると、マイシート画面に切り替わります（詳しくはこの後のページを参照）。

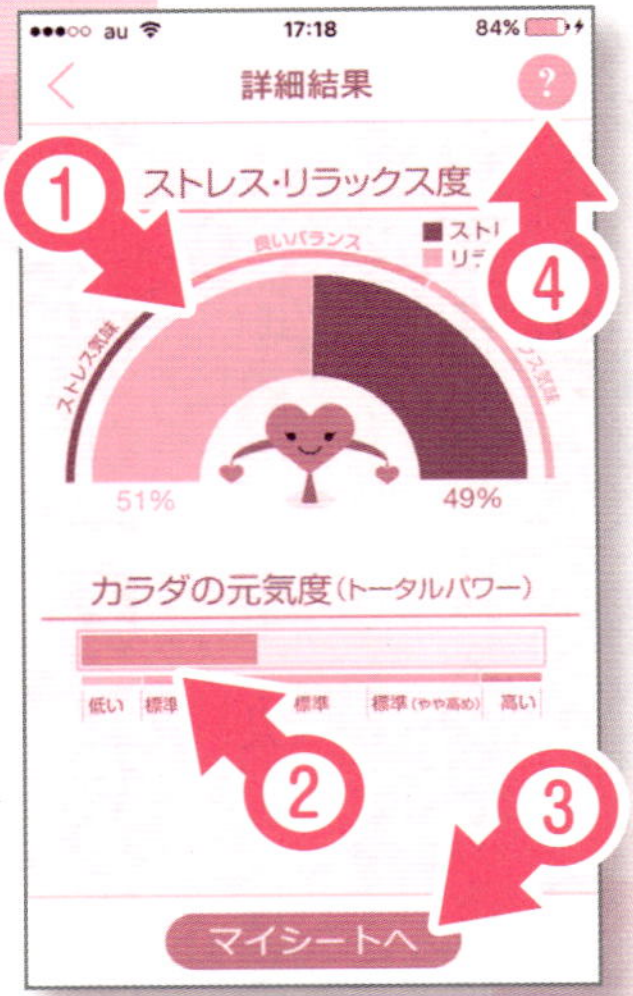

①ストレスかリラックス、どちらに傾いているかが表示される
②体調をメーターでわかりやすく表示
③マイシート画面に切り替わる
④それぞれのメーターの詳しい読み方が表示される

○マイシートで「今のキモチ」をバッチリ管理

マイシートでは、自分のキモチの結果が簡易表示されており、結果に対してメモを残したり、写真を張り付けたり、カフェ友とシェアをすることができます。

画面中央には、ココロ炉が提供している音楽のリンクや、アドバイスへのリンクが表示されます。

また、ココロ炉のパートナー企業で利用できるオススメのクーポンや、書籍、音楽が表示されるので、それぞれチェックしてみるとよいでしょう。

次のページから、それぞれのメニューについてのご紹介をします。

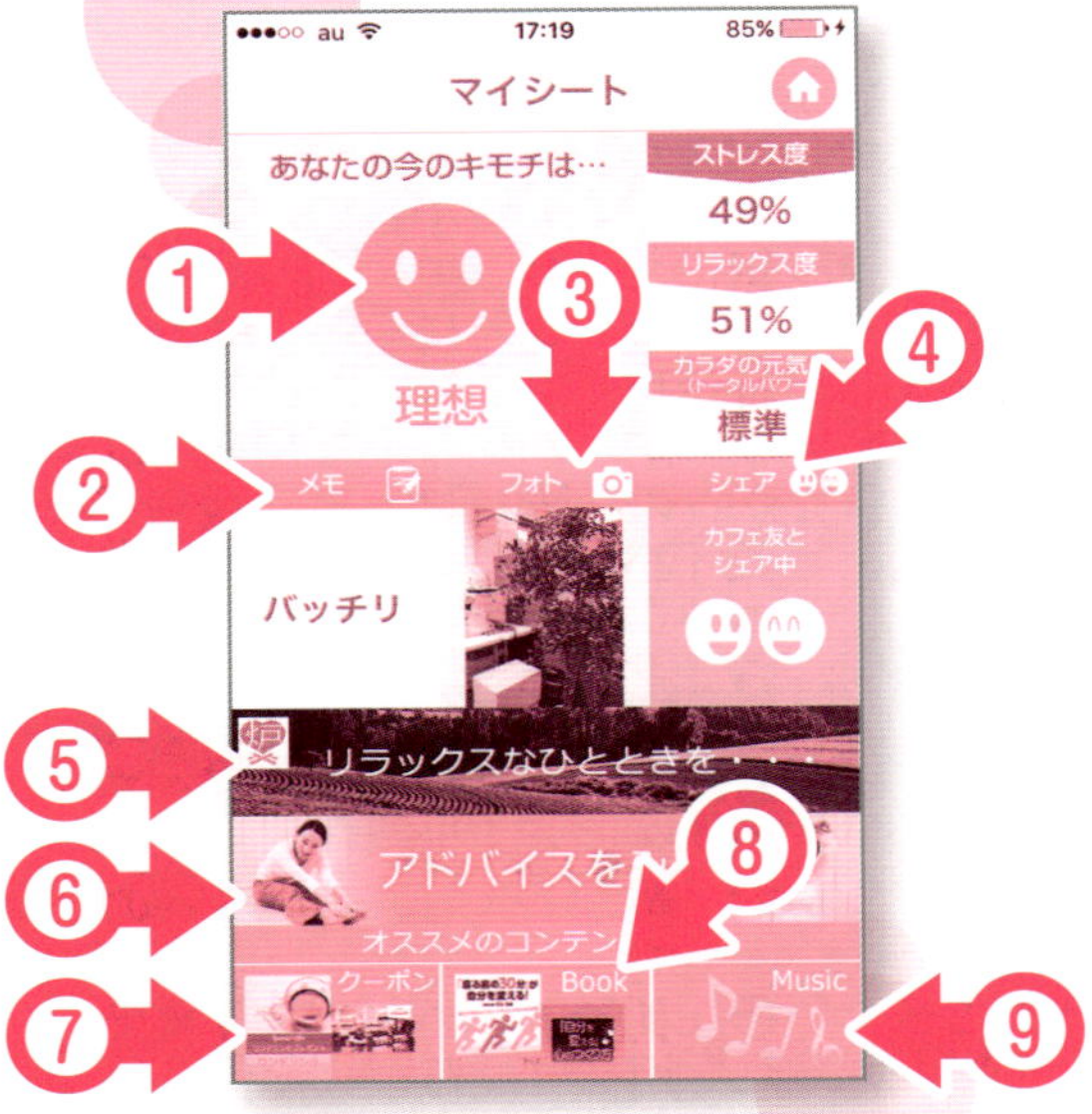

①簡易的に測定結果が表示、一目でみやすい
②選択すると文字入力画面へ
③選択するとアルバムの中から写真を選択できる
④登録しているカフェ友と結果をシェア
⑤配信しているオススメ音楽のリンク
⑥今のキモチにあったアドバイスを確認
⑦パートナー企業でリラックス＆リフレッシュするための
　オススメクーポン
⑧今のキモチにぴったりのオススメ書籍紹介
⑨ココロ炉が提供するオススメの音楽を紹介

音楽を聞いて、さらにリラックス

○リラックスなひとときを…

音楽にはとてもリラックス効果があります。リラックスしていればよりゆったりした気持ちになれますし、疲れている時には癒しを得ることができます。

「ココロ炉」ではビックデータから実証された、リラックス効果のある音楽を聞くことができます。

P144の⑤の「リラックスなひとときを…」を選択すると、中から、ランダムに選ばれたタイトルの再生画面に切り替わります。音楽を聞きながらリラックスタイムを過ごしてください。

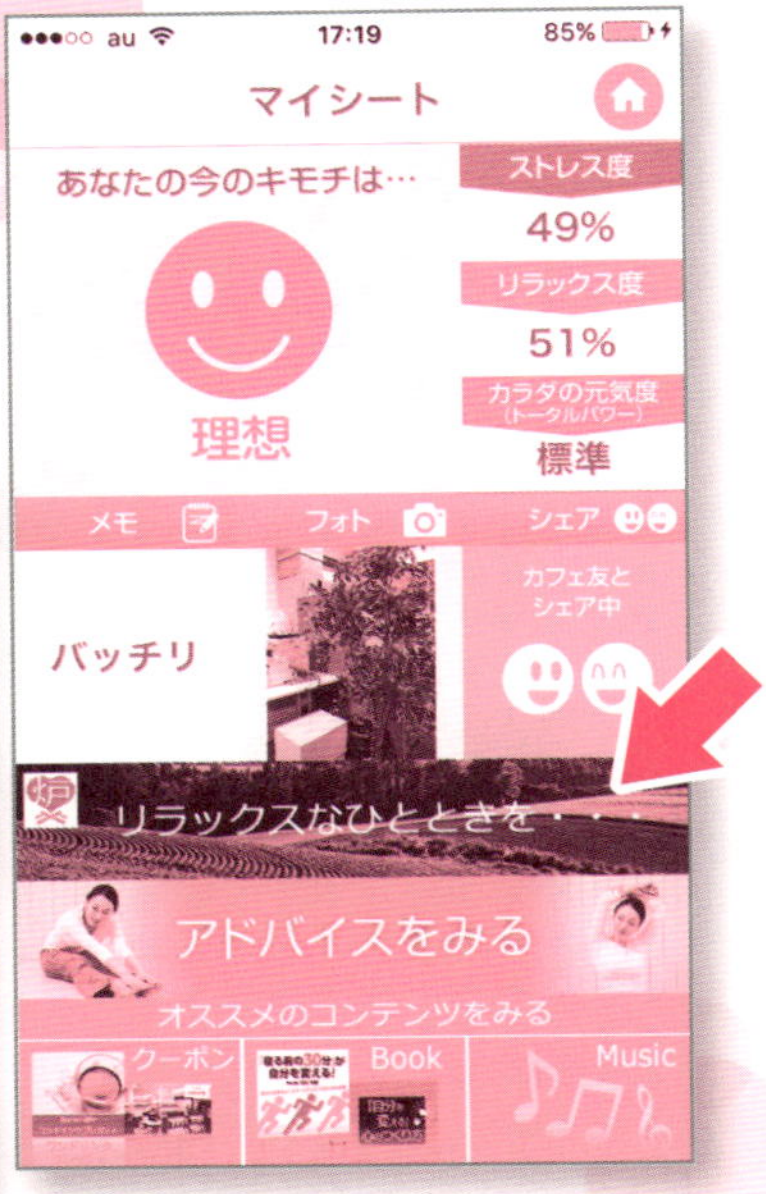

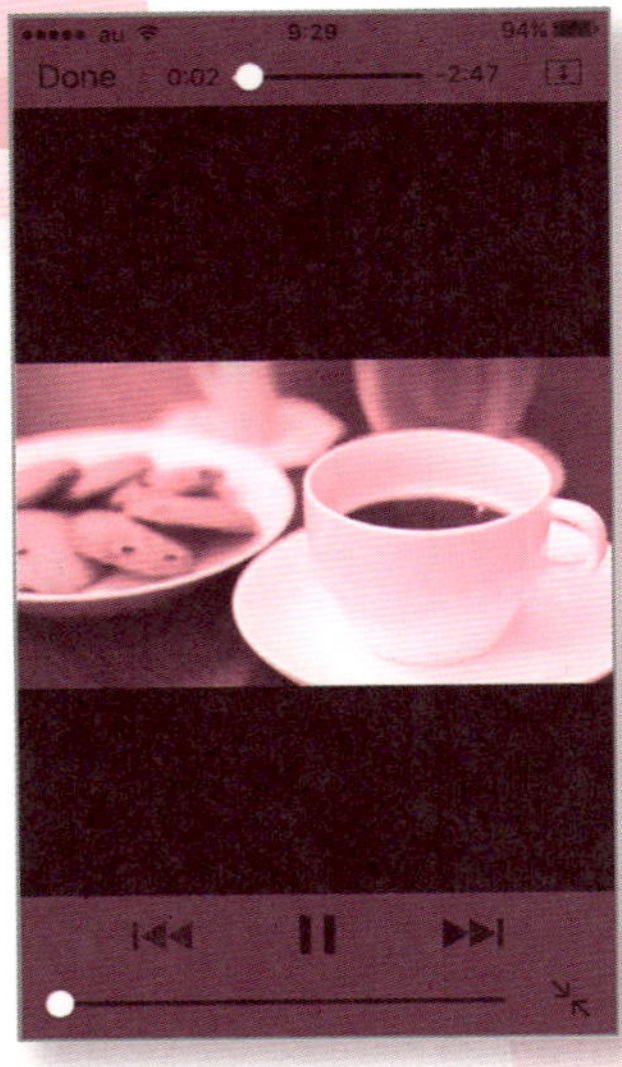

曲名のイメージに合わせた
背景を表示

ココロが落ち着く、あなたにオススメの1曲がわかる！

前述の他にも音楽を聞くことができます。こちらでは「ココロ炉」が提供する音楽の中から、あなたにオススメの1曲が表示されます。メニューの中から好きなジャンルの音楽を選んで聞く事もできます。お好きな一曲で心を落ち着かせてください。

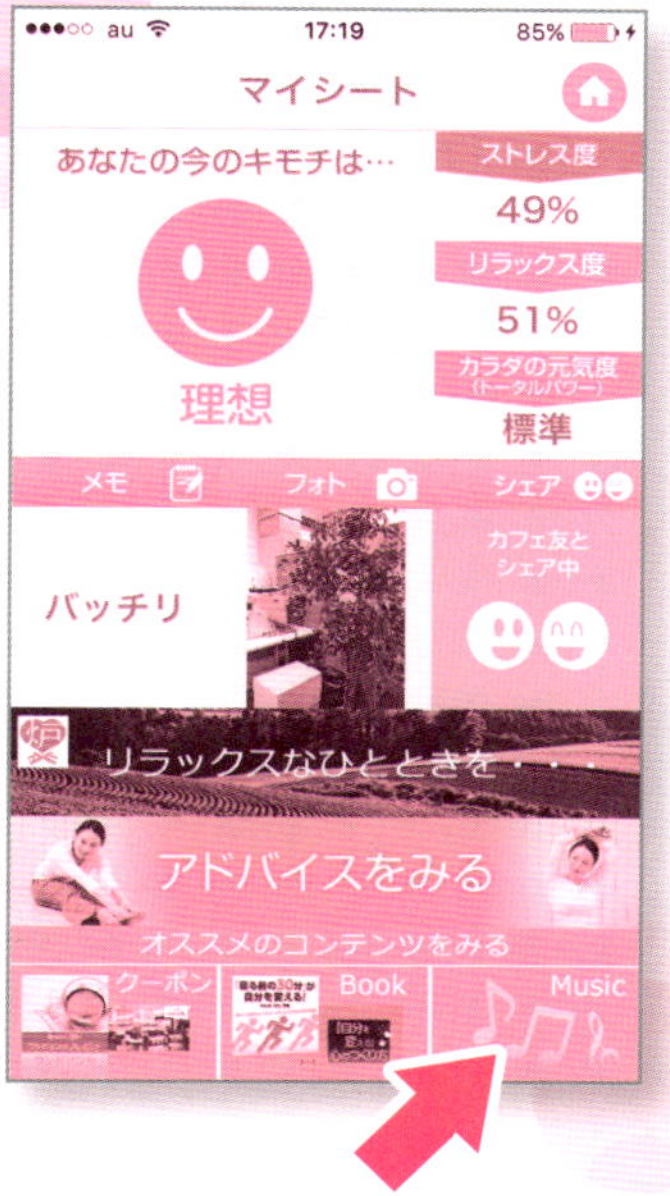

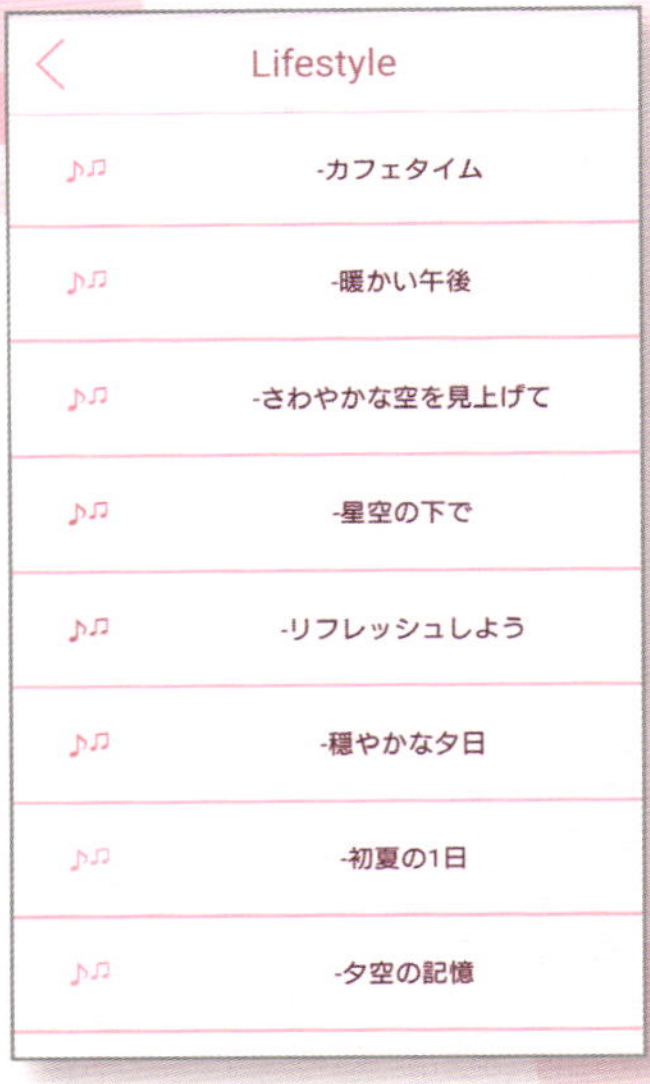

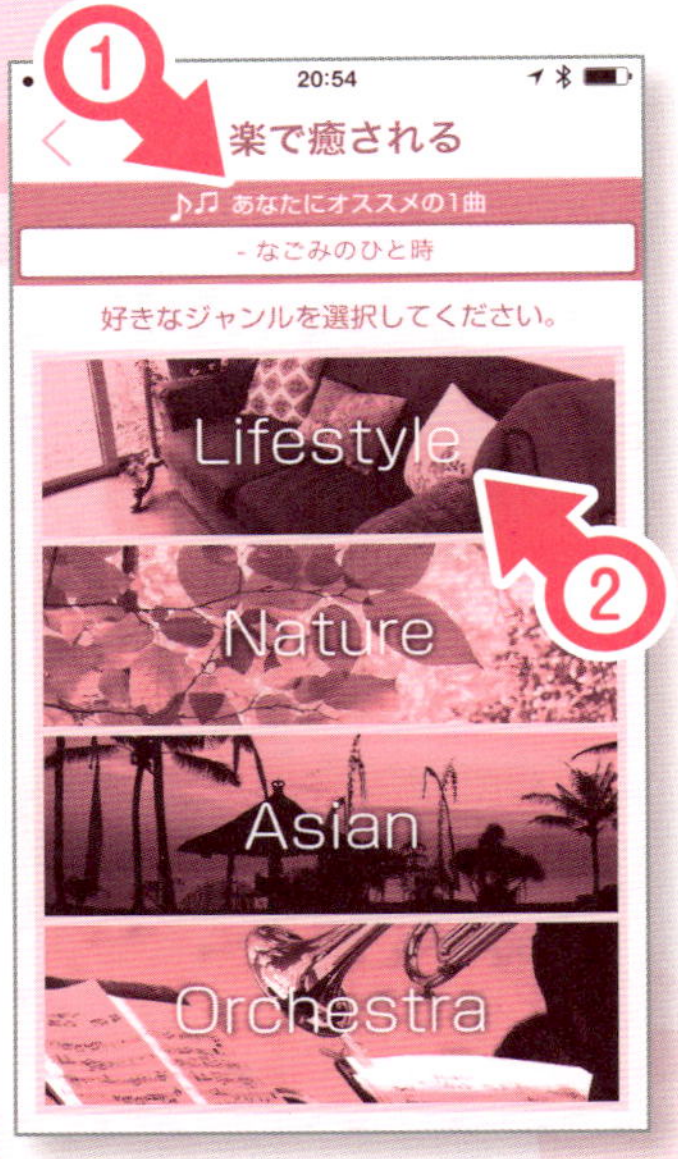

各ジャンルのイメージに合わせた楽曲が一覧で表示される

○音楽を聞き、どれだけリラックスできたかはかってみよう！

オススメの一曲を再生すると、どれだけリラックスできたかの評価の画面になります。主観のキモチを5段階で入力してください。評価を行うと再度測定が始まります。通常の測定と同じように開始してください。主観のキモチ及び測定データから結果が表示され、あなたのリラックス度がパーセンテージで表示されます。また、あなたが聞いた音楽は再生回数、リラックス度がランキングデータとして登録されていきます。データが蓄積されていけば、自分がどの音楽でリラックスできているか、どれくらいリラックスできているのかを知る事ができます。

Music についてはキモチが「理想」、または「やや理想」の時にはオススメの一曲は表示されず、直接ランキングが表示されるようになっています。

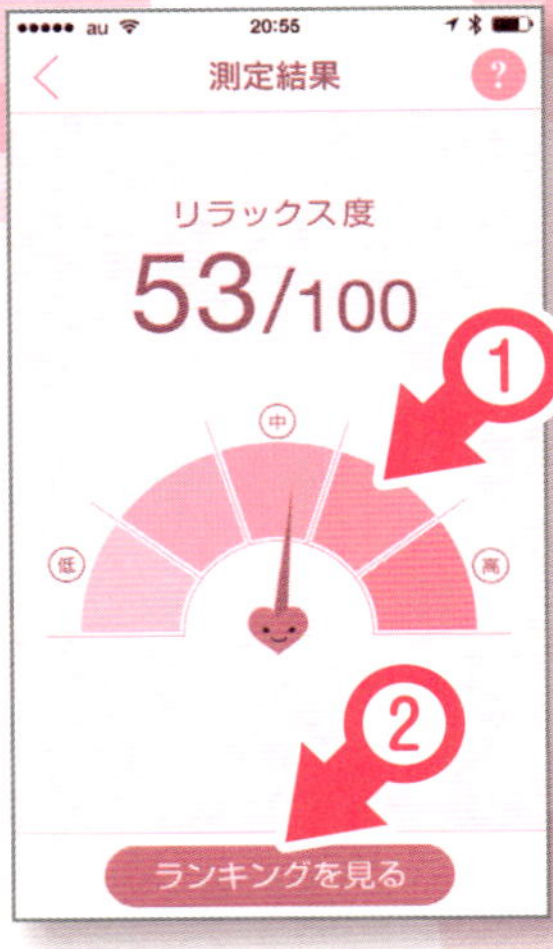

①見やすいメーター表示
②このパネルをタッチするとランキングを確認できる

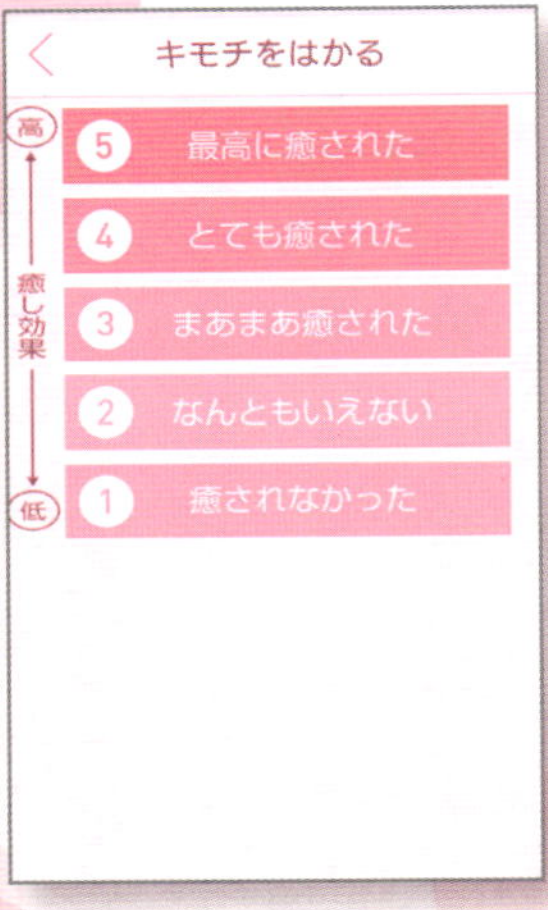

どれくらいリラックスできたか、今の気分のパネルをタッチ
その後、また測定画面になるので、カメラに指を置いて測定する

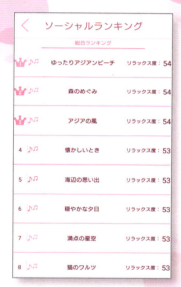

曲名とリラックス度が一目でわかる

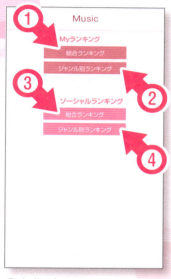

①自分が聞いた音楽のランキング
②自分が聞いた音楽のジャンル別ランキング
③こちらはアプリ利用者全体のランキング
④同じくジャンル別ランキング

音楽の他にも癒しコンテンツがいっぱい

○アドバイスをみる

「アドバイスをみる」を選択すると、今のキモチに合わせたアドバイスをしてくれます。ぜひ実践して、体調を整えてください。

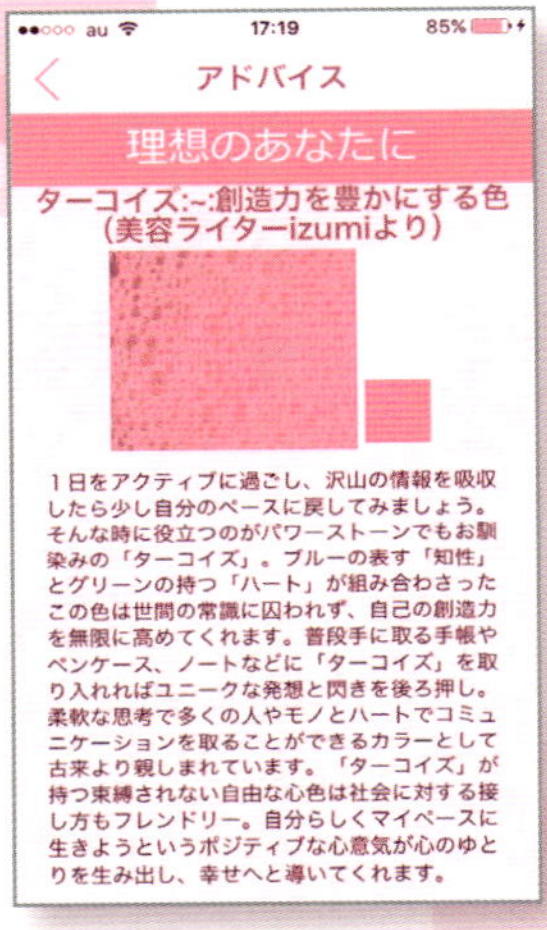

8つのタイプごとに色々なアドバイスを表示

○キモチを安定させるオススメコンテンツ

今のキモチを安定させるためにオススメのコンテンツも紹介しています。

●オススメのクーポンをみつけよう！

あなたにオススメのクーポンが表示されます。画面下の「クーポンを保存する」のパネルをタッチすると、クーポンが保存されます。

保存したクーポンは、ホームメニューの「キモ

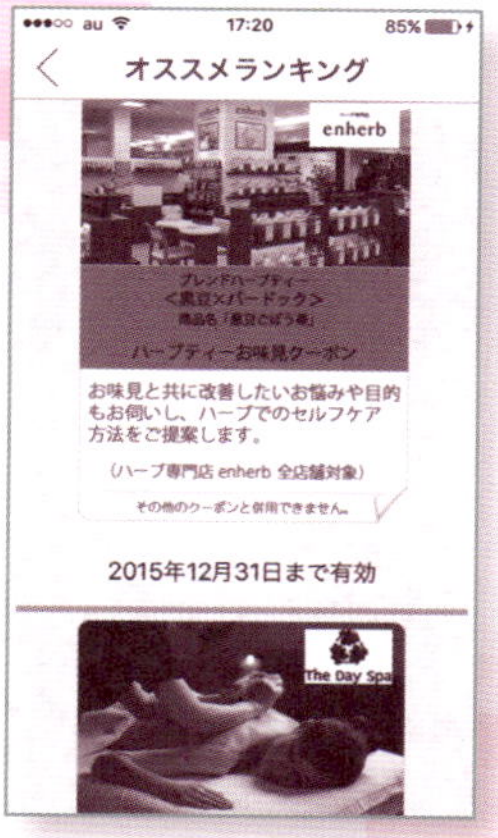
17:20
85%
オススメランキング
enherb
ハーブティーお味見クーポン
お味見と共に改善したいお悩みや目的もお伺いし、ハーブでのセルフケア方法をご提案します。
(ハーブ専門店 enherb 全店舗対象)
2015年12月31日まで有効
The Day Spa
このパネルをタッチするクーポンを保存できる

チをととのえる」の、「取得クーポン一覧」で確認することができます（「キモチをととのえる」はP163を参照）

●オススメの本をみつけよう！

今のキモチに合った一冊をご紹介いたします。電子書籍なので、すぐに読む事ができます。複数のジャンルから好きなものを読んで、リフレッシュしましょう。

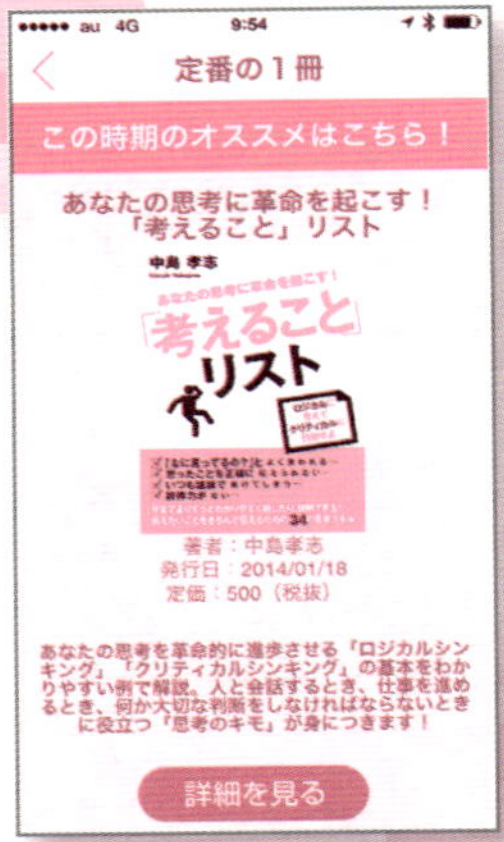

au 4G 9:54
定番の１冊
この時期のオススメはこちら！
あなたの思考に革命を起こす！
「考えること」リスト
中島 孝志
「考えること」
リスト
著者：中島孝志
発行日：2014/01/18
定価：500（税抜）
あなたの思考を革命的に進歩させる「ロジカルシンキング」「クリティカルシンキング」の基本をわかりやすい例で解説。人と会話するとき、仕事を進めるとき、何か大切な判断をしなければならないときに役立つ「思考のキモ」が身につきます！
詳細を見る

ジャンルは「ビジネス」、「文学」、「雑学」、「コミック」。また「無料本」もあるので気軽に読みやすい。

キモチを友達とシェアしよう

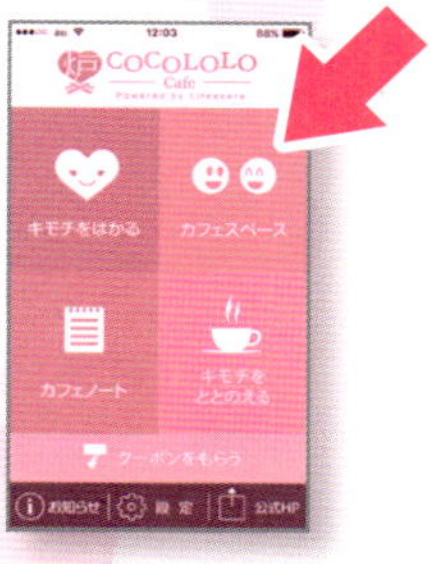

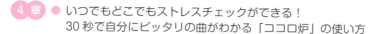

カフェスペースを選択すると、カフェ友とCOCOLOLOパートナーを確認することができます。

カフェスペースは、カフェ友に対して自分のキモチをシェアすることができます。カフェ友はアプリを利用しているご家族や友人のニックネームを検索する事で探す事が可能です。

○カフェ友を探そう

まずは画面右上にある「+」のパネルをタッチしてください。友人招待の画面に切り替わります。

友人招待の画面に切り替わったら、相手のニックネーム入力し検索をしてください。

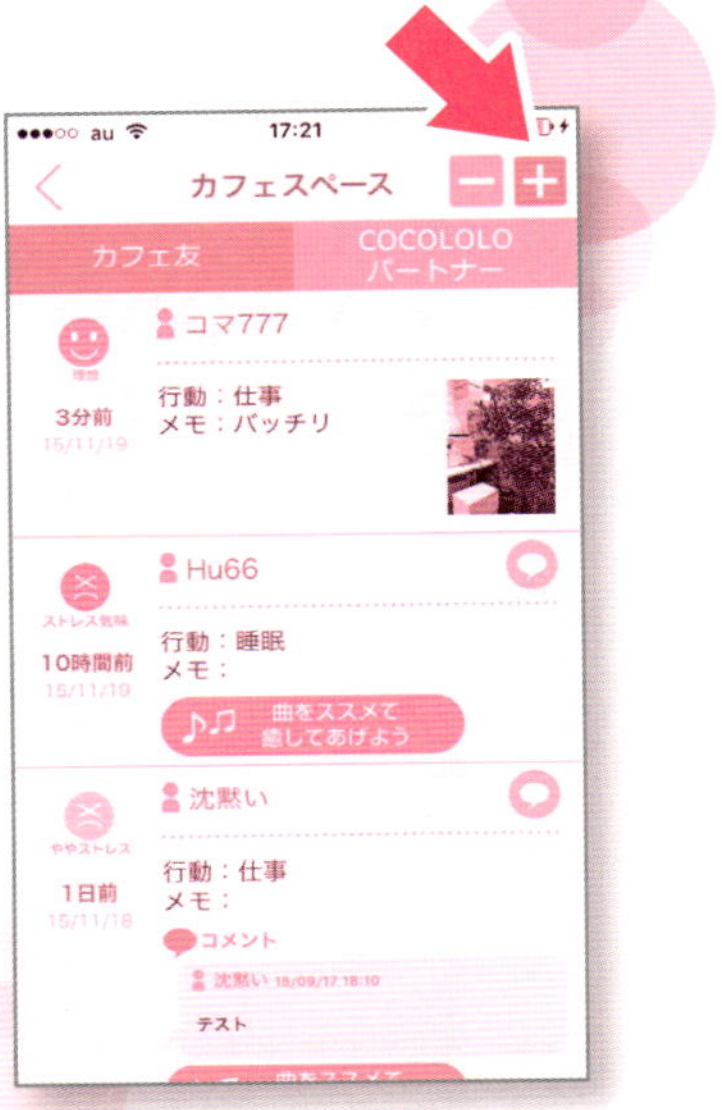
17:21
カフェスペース
カフェ友
COCOLOLO
パートナー
コマ777
3分前
15/11/19
行動：仕事
メモ：バッチリ
Hu66
10時間前
15/11/19
行動：睡眠
メモ：
曲をススメて
癒してあげよう
沈黙い
1日前
15/11/18
行動：仕事
メモ：
コメント
テスト

このパネルをタッチすると友人招待へ

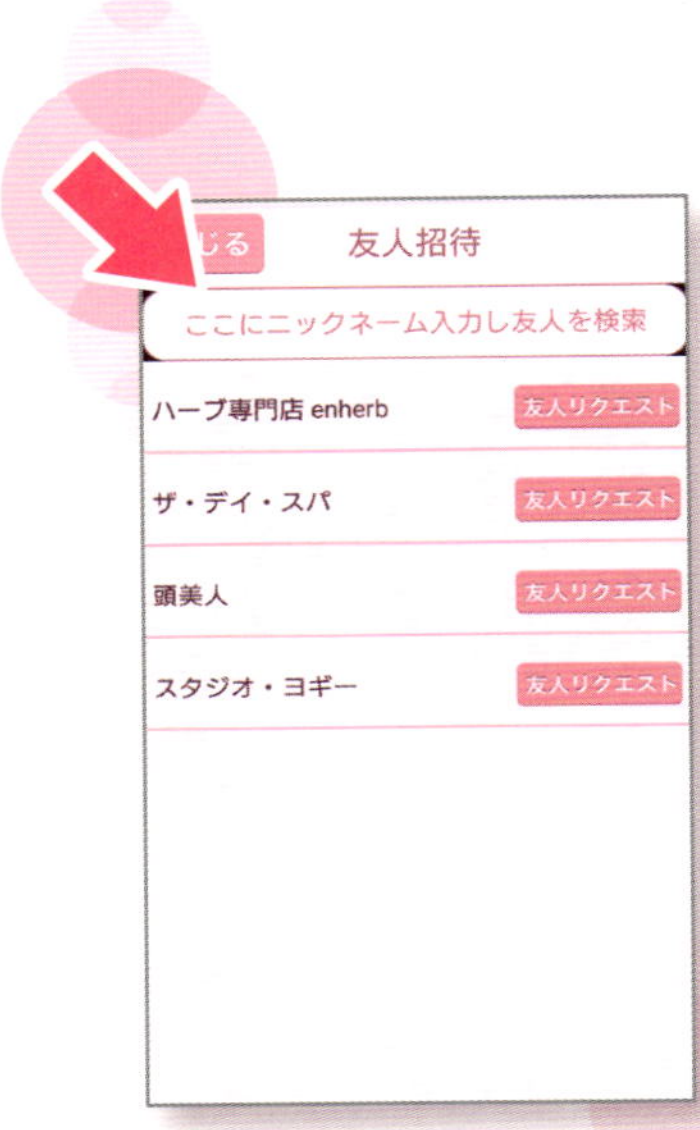
友人招待
ここにニックネーム入力し友人を検索
ハーブ専門店 enherb
友人リクエスト
ザ・デイ・スパ
友人リクエスト
頭美人
友人リクエスト
スタジオ・ヨギー
友人リクエスト

相手のニックネームを入力して検索

検索結果画面から相手の名前を探して、「友人リクエスト」のパネルをタッチしてください。相手にリクエストを承認してもらえばカフェ友登録完了です。

友人からリクエストを受けた場合、「お知らせ」からリクエストの相手を確認できます。

「お知らせ」を選択
こちらにリクエストが表示されます

○カフェ友とキモチをシェアしよう

カフェスペースでは、カフェ友がシェアをしているキモチがそれぞれ表示されます。ストレスや、ぐったりしている人に励ましのメッセージを送ったり、オススメの音楽を教えてあげたりしてコミュニケーションを図ることができます。

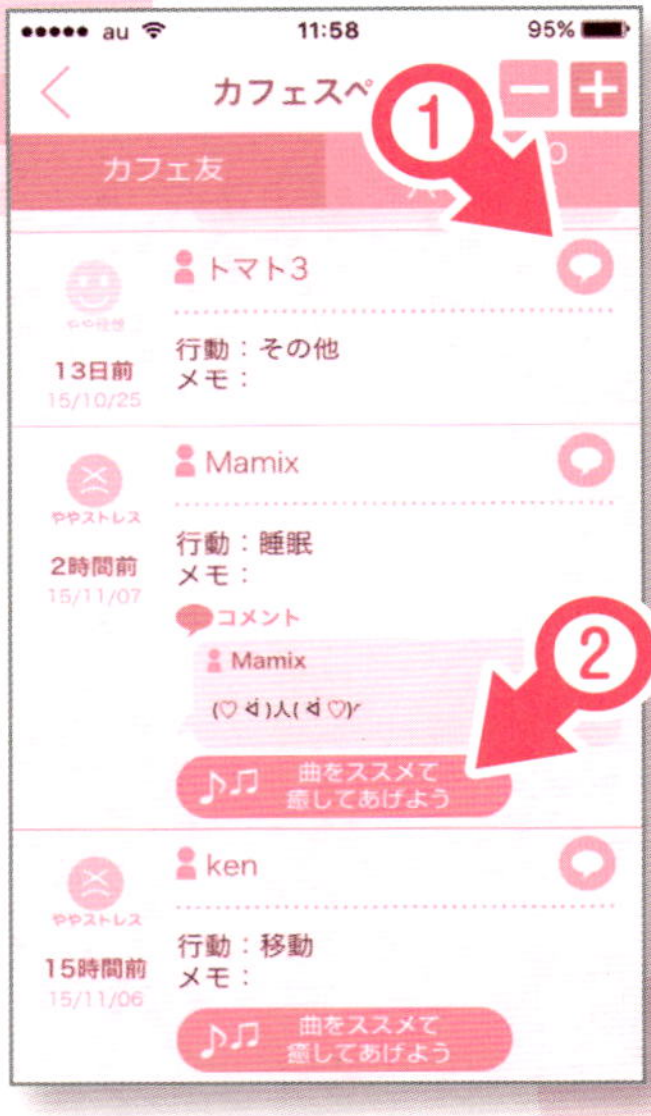

①相手に励ましのメッセージを
②自分が癒された曲をカフェ友にススメてみよう

○COCOLOLOパートナー

COCOLOLOパートナーは、ココロ炉のパートナー企業です。カフェ友と同様に友人リクエストをすると、COCOLOLOパートナーの一覧に表示されるようになります。

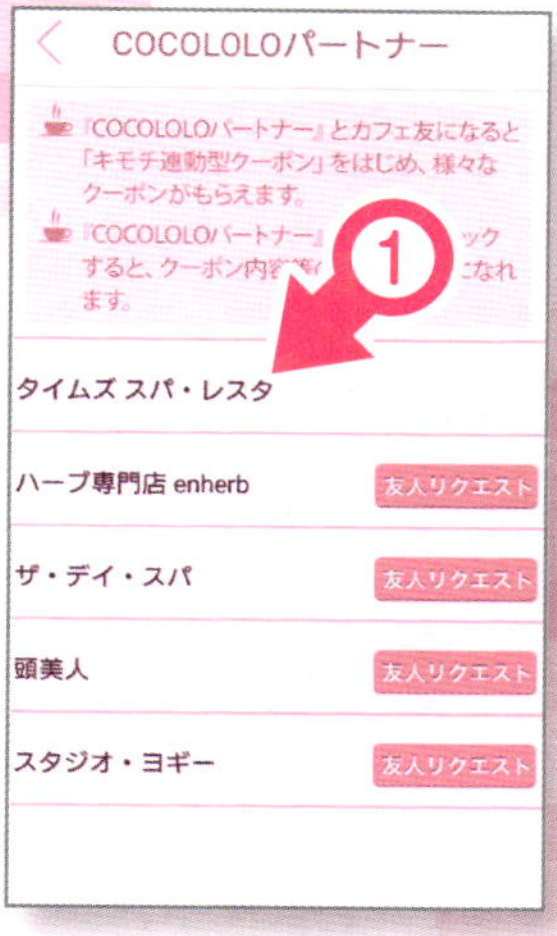

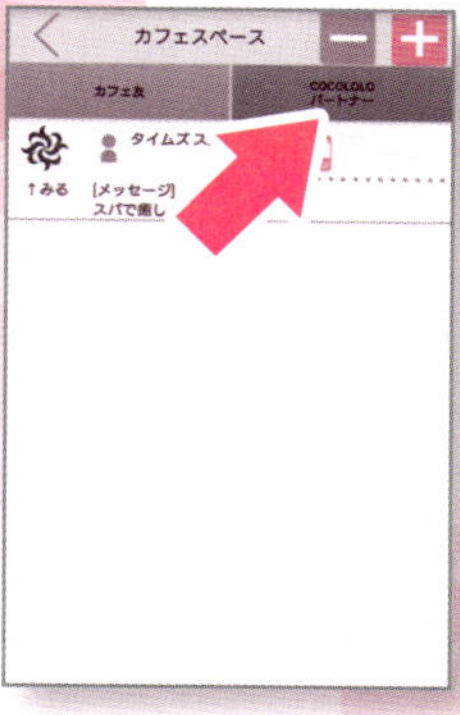

①アイコンをタッチすると企業の説明を表示
②こちらはクーポンの一覧に切り替わる

COCOLOLO パートナーを登録する際は、友人招待画面からリクエストをすることが可能です。

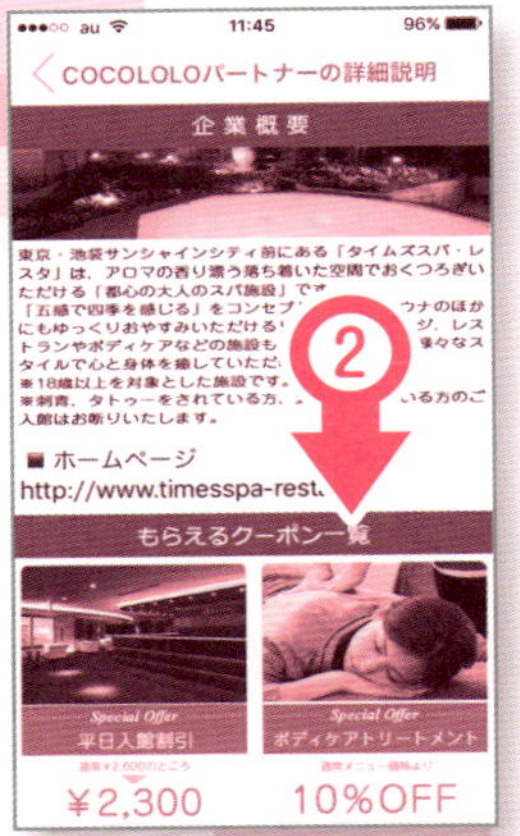

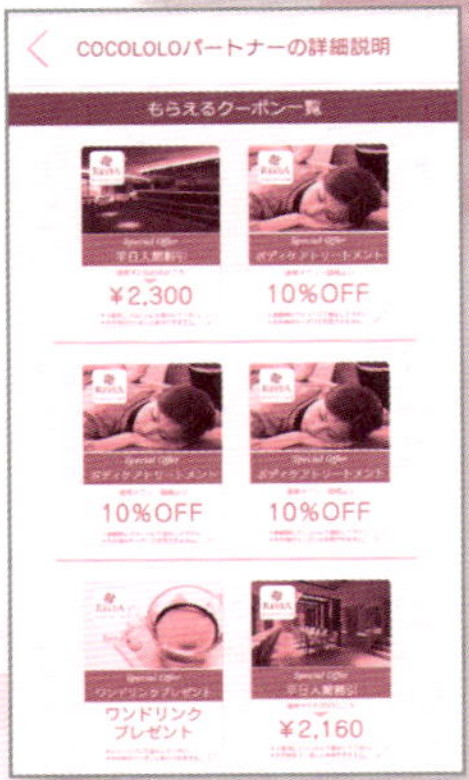

保存しているクーポンが表示される

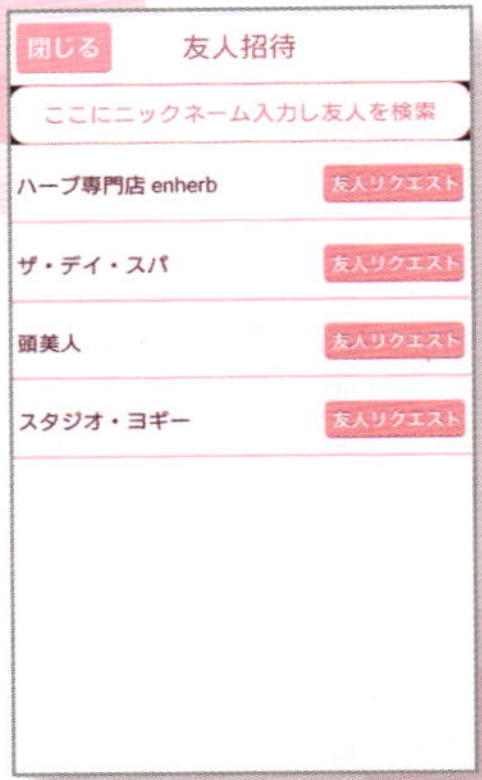

パートナー企業は招待画面でリクエストできる

キモチの記録を見てみよう

カフェノートではカレンダーが表示され、測定を行った日を一目で確認する事ができます。表示は月ごとと日ごとの2種類に切り替えが可能です。自分のキモチがどう移り変わっているかを確認してみましょう。

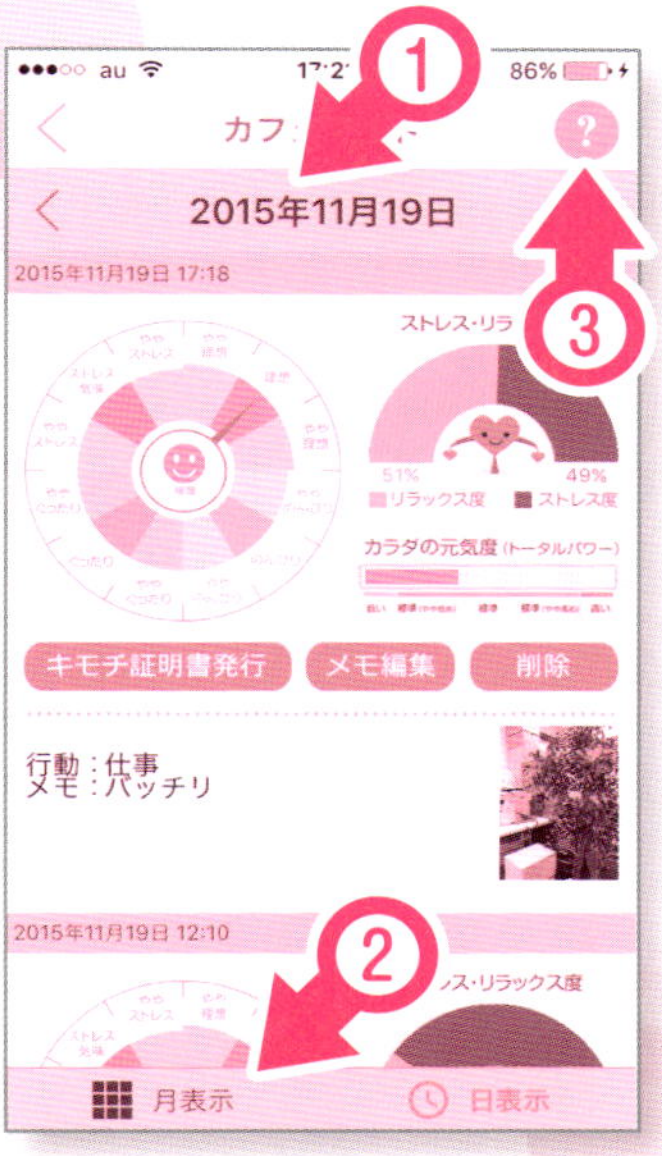

①日ごとのアイコンをタッチして詳細結果を確認
②タッチする事で月表示と日表示の切り替えができる
③測定結果の詳細を確認できる

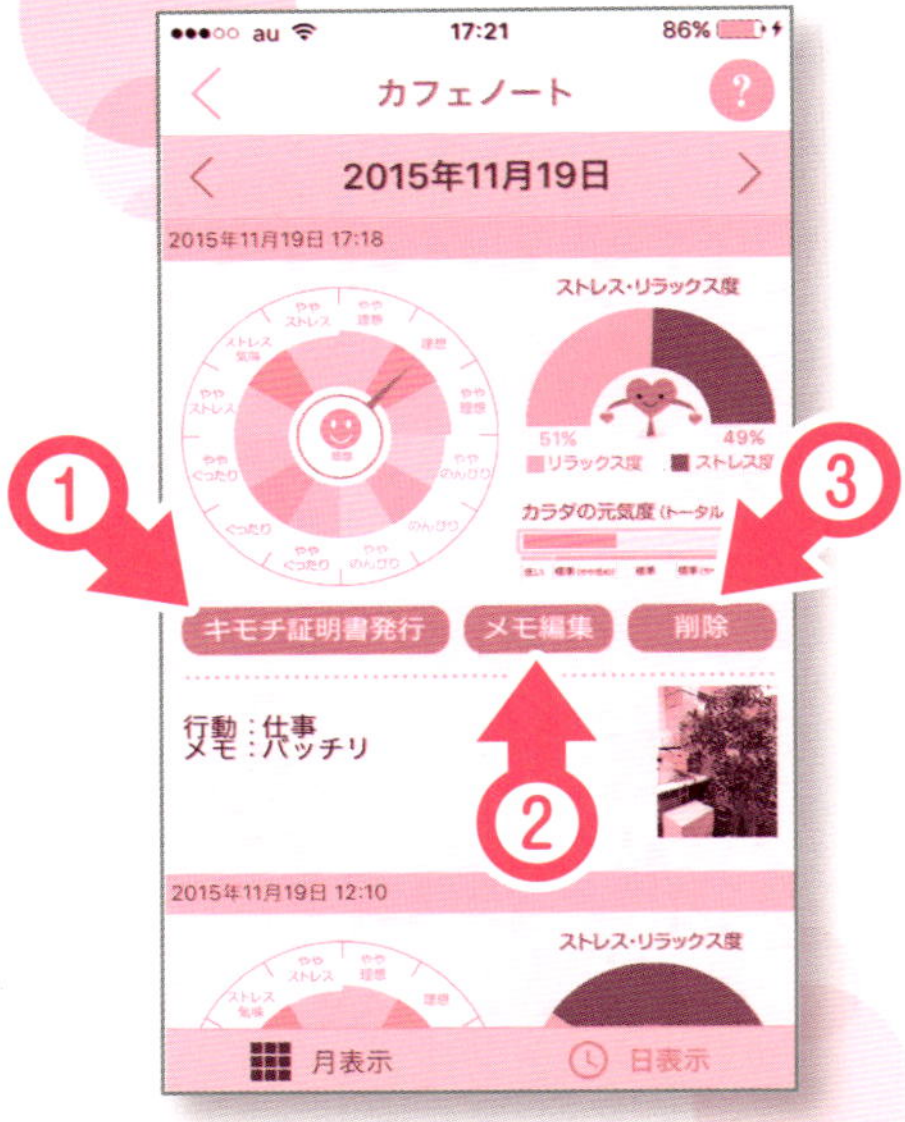

①キモチ証明書を発行することができる（キモチ証明書は 141 ページ参照）
②マイノートで作成したメモを再編集できる（マイシートは 143 ページ参照）
③表示されている結果を削除

キモチをリフレッシュしよう

ここではスタッフがオススメするキモチをととのえる商品や、アプリ、書籍などが表示されます。また、現在取得しているクーポンの一覧の確認をすることができます。気になったものをチェックして、キモチの改善に役立ててください。

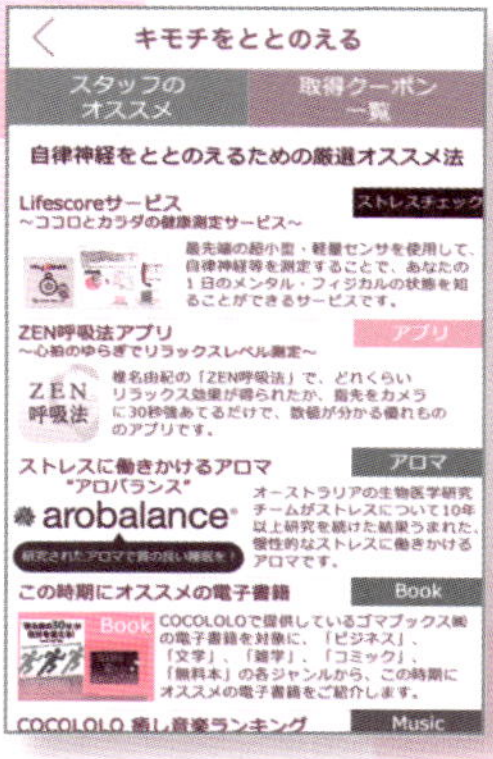

オススメ記事のバリエーションは色々

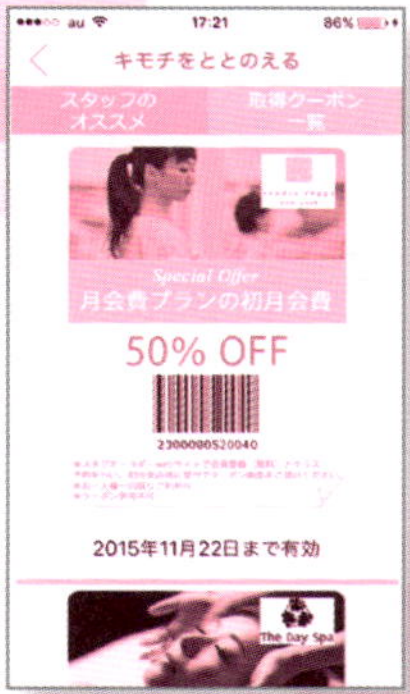

現在獲得しているクーポンを表示

クーポンを使ってリラックスしよう

カフェ友登録（登録についてはP155参照）をしているCOCOLOLOパートナー企業のクーポンを確認する事ができます。店舗ごとのクーポンや定期的に配信されているクーポン、キモチの結果によってもらえるクーポンもあるので、一覧から確認してみましょう。

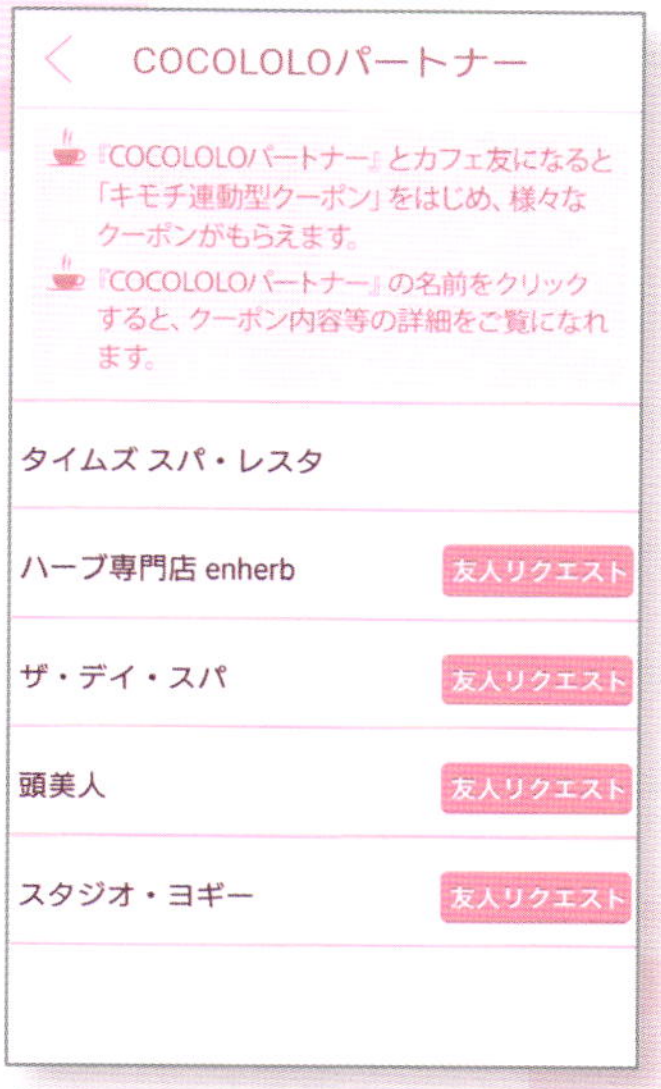

企業名をタッチすると詳細説明とクーポンの一覧が表示される

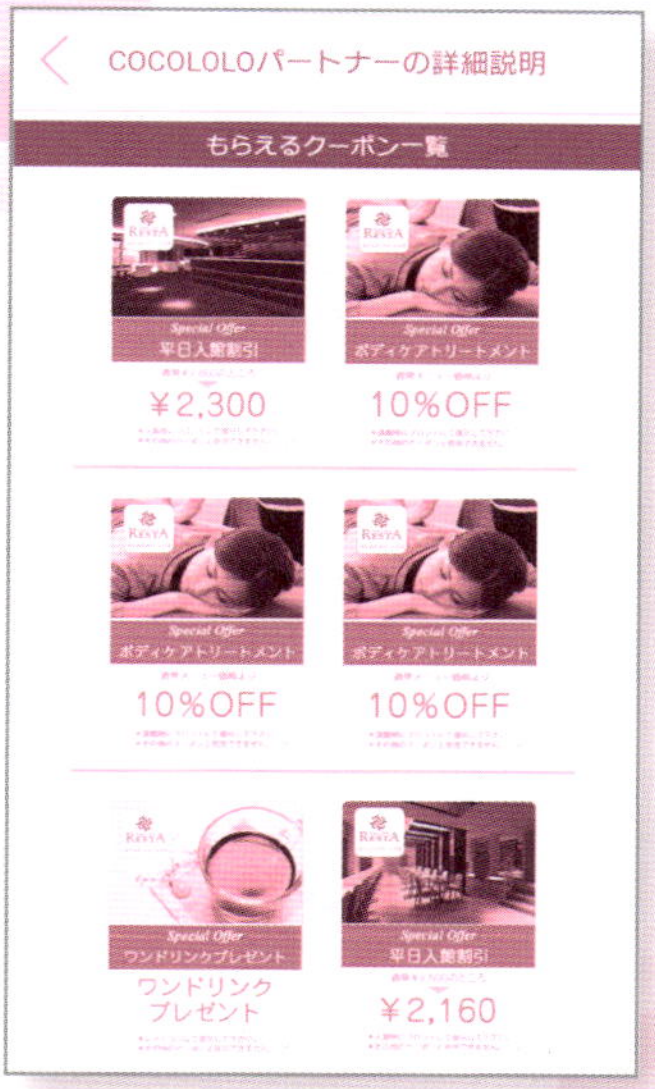
COCOLOLOパートナーの詳細説明
もらえるクーポン一覧
平日入館割引
¥2,300
ボディケアトリートメント
10%OFF
ボディケアトリートメント
10%OFF
ボディケアトリートメント
10%OFF
ワンドリンクプレゼント
ワンドリンク
プレゼント
平日入館割引
¥2,160

企業によってもクーポンの種類は様々

お知らせ

お知らせでは、ココロ炉からの情報や、友達リクエストの通知などが表示されます。

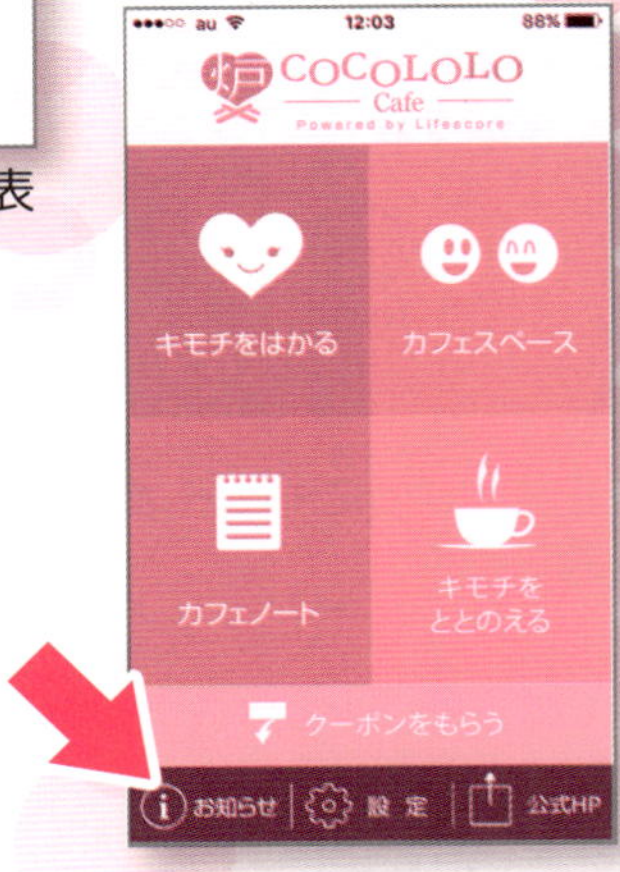

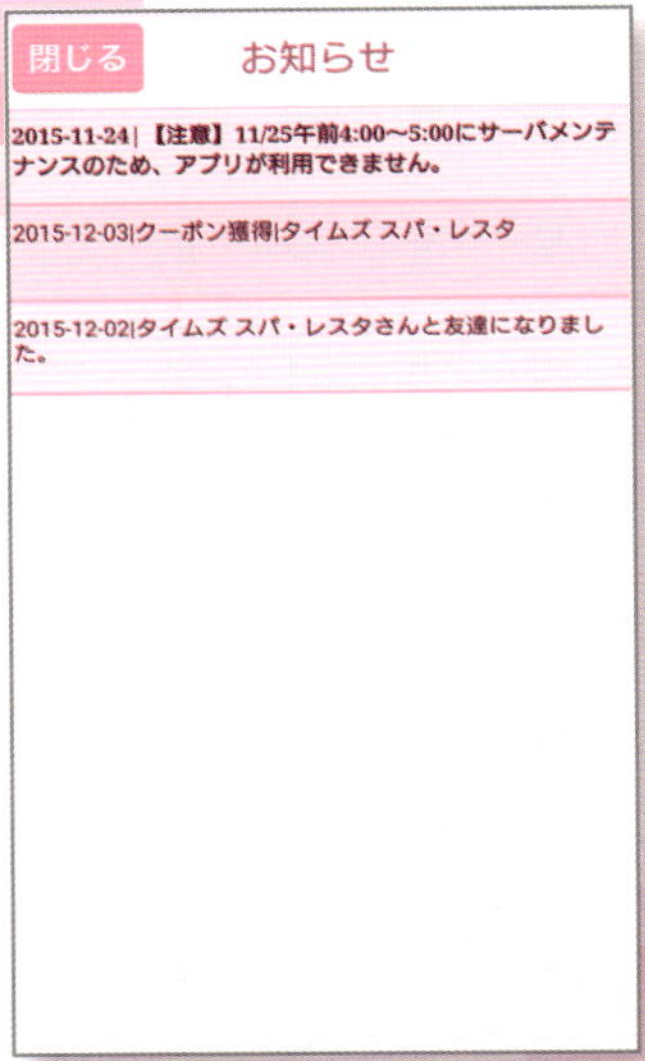

メンテナンス情報なども表示される

設定

ここではアプリに関する様々な設定を行うことができます。また、Q＆Aやココロ炉アプリに関する学術論文のリンクも掲載しています。

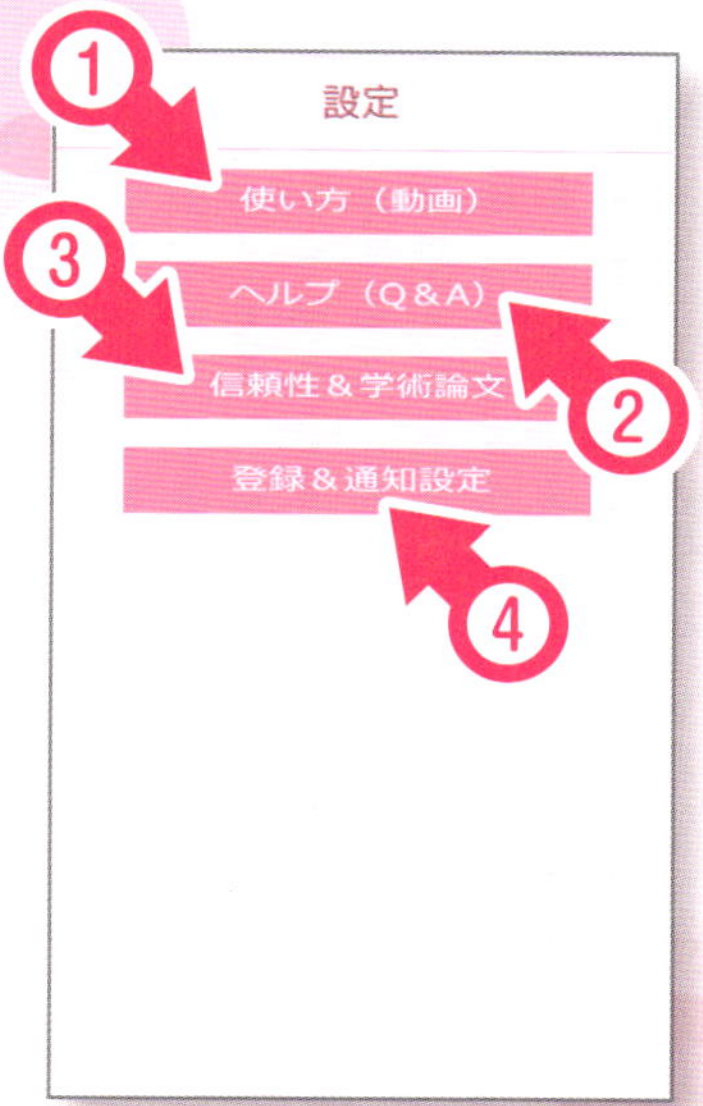

①使い方を説明している動画へのリンク
②公式サイトのQ&Aへのリンク
③信頼性に関するまとめと学術論文へのリンク
④登録情報と通知設定へ

○登録&通知設定

最初に登録した情報を変更する際には、変更箇所をタッチして新しい情報入力してください。

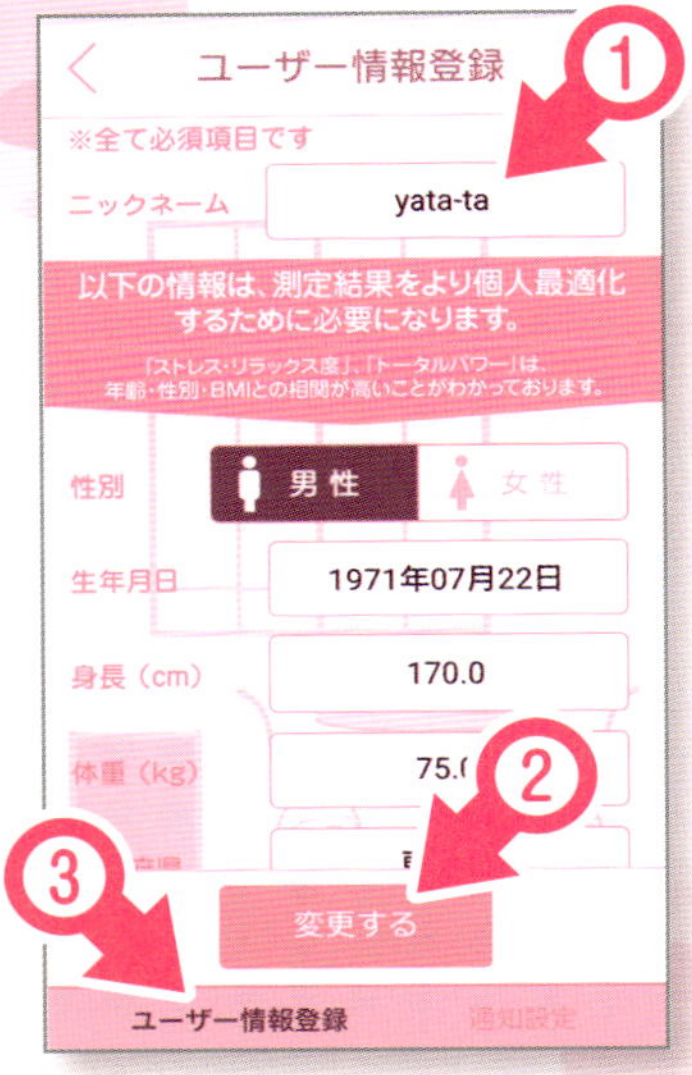

①それぞれの項目をタッチすると変更が可能
②このボタンをタッチするまでは変更は確定しない
③ユーザー情報登録と通知設定を切り替え

通知設定は、朝、昼、夜に自分が測定したい時間の通知設定をすることができます。

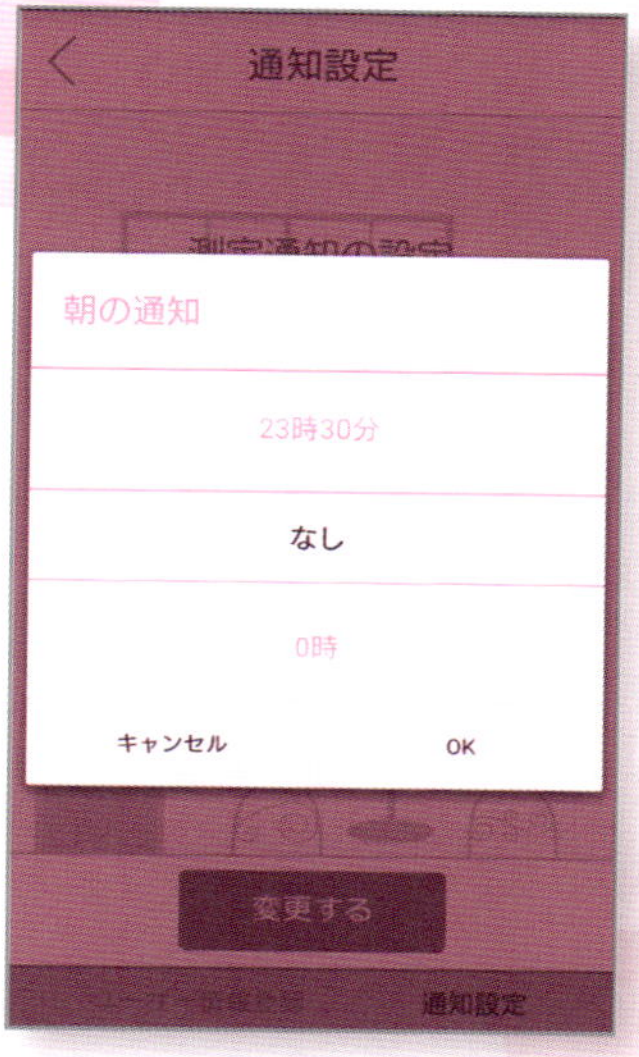

設定する時間は30分ごとになる

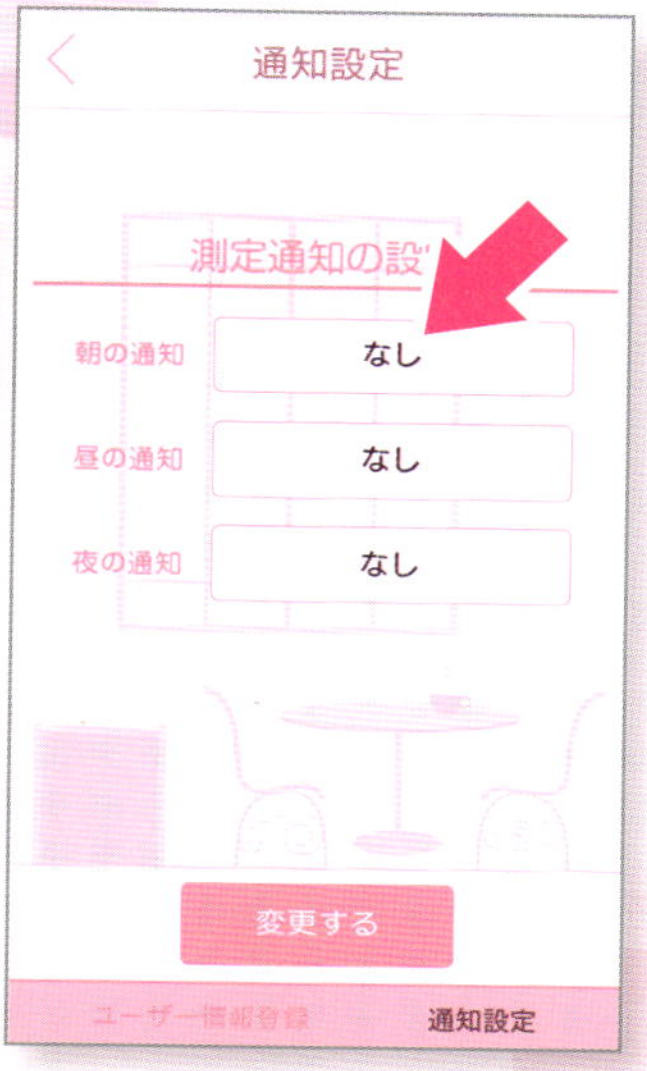

このパネルをタッチすると時間設定ができる

ここまで、ココロ炉でできることを説明してきましたが、一度やってみただけではよくわからないところもあるかもしれません。操作に慣れるまでは何度もやってみましょう。キモチの測定結果は常に変動します。自分のペースで色々試してみてください。

実際に動かしているところを見てみたい方は、左のQRコードから実際に操作している動画を閲覧できるので、確認してみてください。

使い方動画
QR コード

購入者限定特典について

購入者限定 自律神経が整う音楽プレゼント!!

本書を購入された方しか聞くことのできない、リラックス効果の測定結果に基づいた、最新の音楽をプレゼントします。

一般ユーザーが聞いたことのない最新音源で、ココロの癒しを実感してください。

①「ココロ炉」アプリの「設定」

「設定」を選択

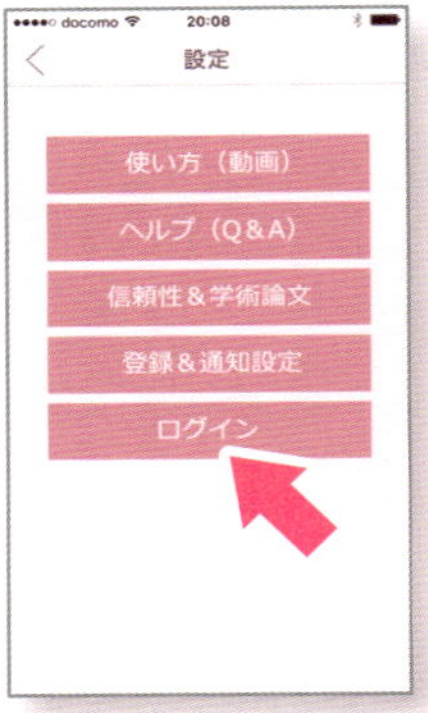

「ログイン」を選択

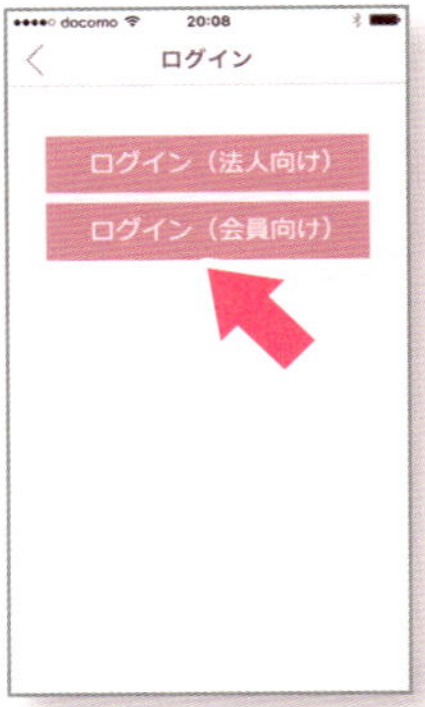

「ログイン（会員向け）」を選択

から「ログイン」を選択し、「ログイン（会員向け）」を開き、パスコードを入力します。

②曲のタイトルが表示されますので、聞きたい曲を選択してください。

③公開曲の検証データを見ることもできます。

パスコード
ke5kT8cr

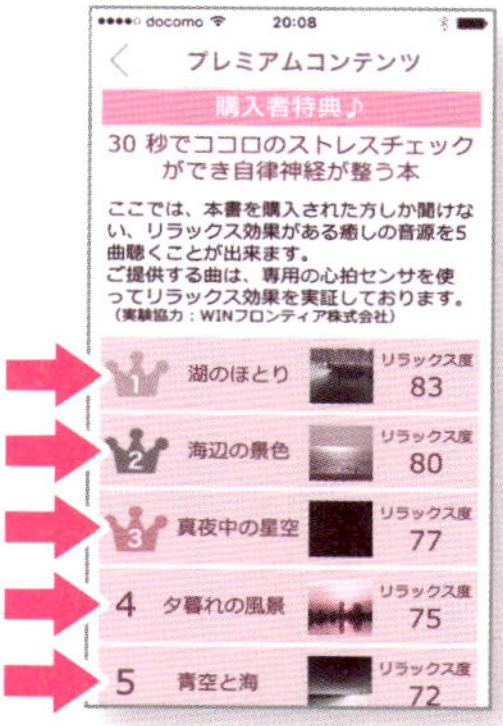
docomo
20:08
プレミアムコンテンツ
購入者特典♪
30 秒でココロのストレスチェックができ自律神経が整う本
ここでは、本書を購入された方しか聞けない、リラックス効果がある癒しの音源を5曲聴くことが出来ます。

ご提供する曲は、専用の心拍センサを使ってリラックス効果を実証しております。

（実験協力：WINフロンティア株式会社）
1 湖のほとり リラックス度 83
2 海辺の景色 リラックス度 80
3 真夜中の星空 リラックス度 77
4 夕暮れの風景 リラックス度 75
5 青空と海 リラックス度 72

聞きたい曲を選択してください

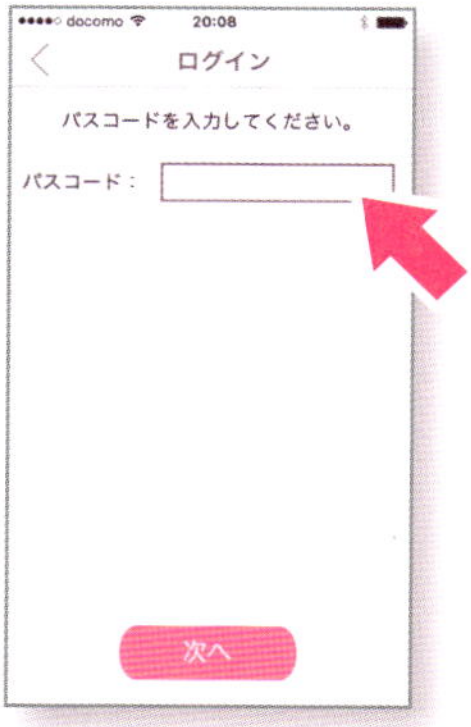

「パスコード」の欄に「ke5kT8cr」を入力

購入者限定『Lifescore』サービス特別割引

本書を購入された方限定で、アプリ「ココロ炉」を運営しているWINフロンティア株式会社が行っているサービス「Lifescore」を、特別割引価格で提供します。より詳しくメンタル・フィジカルの状態を知ることができます。この機会に、ぜひ体験してみて下さい。

「Lifescore」とは…

最先端の超小型・軽量センサを使用して、あなたの1日のメンタル・フィジカルの状態を知ることができるサービスです。

センサの使い方はとても簡単で、装着したらスタートボタンを押すだけ。測定中、装着していることをほとんど意識せずに、日常生活を送れますので、「いつものあなた」がどんなメンタル・フィジカルの状態かがわかります。

結果は分かりやすい10ページ程度のレポートとして、お客様にお返しします。

(順天堂大学医学部教授　小林弘幸　監修)

特別価格　**5,000**円（税・送料別）

・通常は **15,000**円（税・送料別）　・先着 **100 名**様

■応募方法

下記メールアドレスに、メールでご応募下さい。その際に、件名に【「Lifescore」購入特典】と明記し、本文には氏名、住所を記入して下さい。

info@winfrontier.com

【Lifescore サービスの URL】

http://www.winfrontier.com/lifescore.html

サービスについて

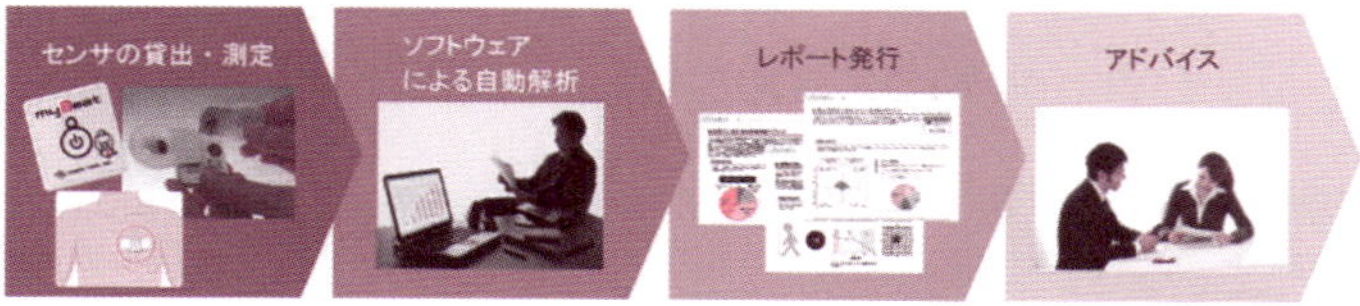

（アドバイスはオプションで別途費用発生）

結果レポートの例

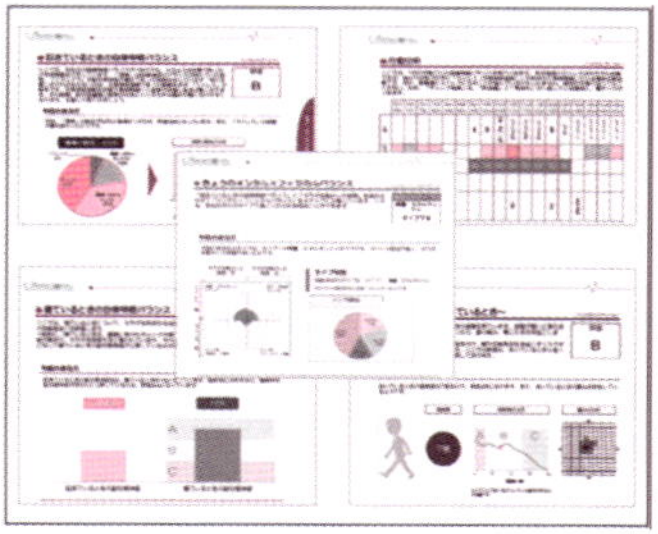

測定装置

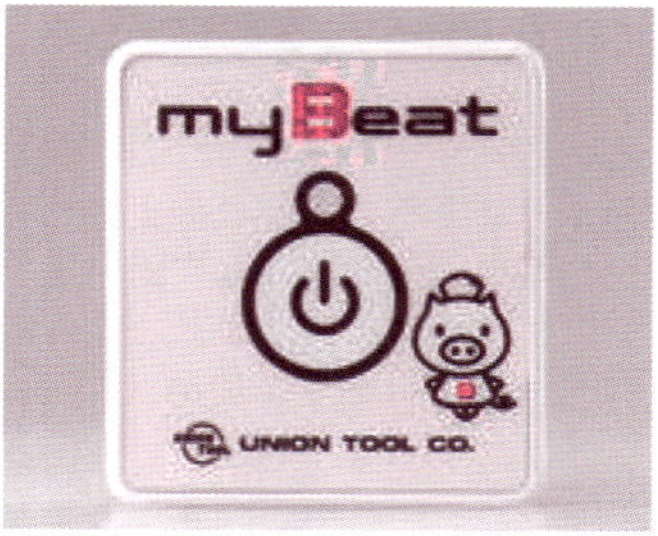

30秒でココロのストレスチェックができ自律神経が整う本

発　　行　　日：2016年1月10日　初版第1刷発行

監　　　　　修：小林弘幸
著　　　　　者：COCOLOLO
編　集　協　力：堤　澄江・戸倉順平
発　　行　　者：赤井　仁
発　　行　　所：ゴマブックス株式会社
〒107－0062
東京都港区南青山6丁目6番22号
印刷　・　製本：みつわ印刷株式会社
カバーデザイン：森川太郎
本文デザイン：浅海　司（SecondTop）

ⓒHiroyuki Kobayashi, COCOLOLO 2016 Printed in Japan
ISBN9784-7771-1746-8

本誌の無断転載・複写を禁じます。
落丁・乱丁本はお取り替えいたします。
価格はカバーに表示してあります。
※ゴマブックス株式会社と「株式会社ごま書房」は
関連会社ではありません。
ゴマブックスのホームページはこちら
http://www.goma-books.com/